JN247797

図解入門
ビジネス

Shuwasystem Business Guide Book

How-nual

最新 医療費の仕組みと基本がよ〜くわかる本

複雑な医療費の仕組みをやさしく解説！

［第3版］

医療総研株式会社
伊藤　哲雄
森田　仁計 編著

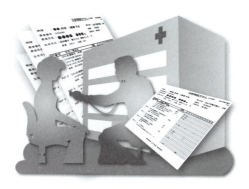

秀和システム

はじめに

　西暦2020年は、全世界で歴史的な年となりました。新型コロナウイルスが発生し、世界の国々で罹患者が続出、世界中の人々を恐怖に陥れるという事態になっています。本書執筆中においても、拡大の一途をたどっている状況です。特にヨーロッパの一部の国では財政的な理由から医療提供体制を縮小した影響もあり、医療崩壊ともいえる危機的な状況となっています。これはある意味、経済を優先した人間に対する警鐘といえるかもしれません。

　本稿を執筆している2020年4月1日現在、我が国日本では他国に比べると爆発的な広がりは見せておらず、政府・各自治体の対応にいろいろ批判はあったものの、国民皆保険制度のもと、ある一定の秩序が保たれているように見えます。

　我が国においても少子高齢化の影響で医療費抑制の制度改革が進められていることはご承知のとおりですが、今回のコロナ騒ぎで見直しを求められるかもしれません。ただ、そうはいっても今後の社会保障費の増大と税収・保険料収入の減少は不可避であり、医療制度改革のスピードを緩めることはできません。

　そういった状況の中で、私たち国民は医療費の抑制を国・政府だけに頼ることなく、自らの手で実現をしていく必要があるといえます。

　本書も皆様の医療に関係する知識向上に役立てるよう、第1版より医療費の仕組みをわかりやすく解説してまいりました。おかげさまで版を重ねることができ、今回第3版を発行することとなりました。

　2020年は世界的災禍の中での診療報酬改定となりましたが、本第3版は、少子高齢化の中での働き方改革、医療提供体制の機能分化・強化および地域包括ケアシステムの構築・推進という、コロナ問題とは別の国家的課題に対する制度改革を解説するとともに、医療機関における対応策についても言及しています。今後国民一人ひとりが、医療制度改革や医療費について自らの問題であるという自覚を高めるとともに、医療費抑制、医療・介護保険制度の健全な維持・発展を実現していくために、本書がその一助になるよう願ってやみません。

2020年4月　伊藤 哲雄

図解入門ビジネス
最新 医療費の仕組みと基本がよ〜くわかる本［第3版］

CONTENTS

第3章 診療報酬の仕組み＜外来＞

第4章 診療報酬の仕組み＜入院＞

第8章 診療報酬と施設基準

第9章 患者負担の軽減制度

第10章 調剤報酬の仕組み

第11章 保険診療以外の医療費

第12章 今後の医療制度改革のゆくえ

第13章 医療機関に求められる医療制度改革への対応

2020年診療報酬改定の要点

第1章では、2020年診療報酬改定のポイントを解説します。

団塊の世代が全員後期高齢者になる2025年、団塊ジュニア世代が高齢者入りし、生産年齢人口が大きく減少し始める2040年に向け医療制度改革が急激に進展し、医療機関にとっては厳しい経営環境が続いています。2025年まで残された年数はあと5年、医療制度改革もさらなるスピードアップを求められています。2020年は医療保険単独の改定年ですが、少子化による働き手の不足をにらんだ働き方改革を中心とした改定内容となっています。

・ 医療従事者の負担軽減、医師などの働き方改革の推進
・ 患者・国民にとって身近であって、安心・安全で質の高い医療の実現
・ 医療機能の分化・強化、連携と地域包括ケアシステムの推進

など盛りだくさんの改定項目となっています。本章ではこれらを含めた改定項目の要点をわかりやすく解説します。

1-1

2020年診療報酬改定の基本方針
勤務医の働き方改革への対応として126億円程度

2020年の診療報酬改定は、本体部分が+0.55%、薬価などを含めた全体改定率は−0.46%となりました。特徴的なのは、本体部分のうち、消費税財源を活用した救急病院における勤務医の働き方改革への対応として+0.08%、126億円程度が別枠で盛り込まれたことです。

▶▶ 改定にあたっての基本認識

本改定の基本認識としては下記の項目があげられました。

- ・健康寿命の延伸、人生100年時代に向けた「全世代型社会保障」の実現
- ・患者・国民に身近な医療の実現
- ・どこに住んでいても適切な医療を安心して受けられる社会の実現、医師などの働き方改革の推進
- ・社会保障制度の安定性・持続可能性の確保、経済・財政との調和

▶▶ 改定の基本的視点と具体的方向性

基本的視点と具体的方向性は、右図の内容です。従来は、医療機能の分化・強化・連携と地域包括ケアシステムの推進が基本的視点の一番目に挙げられていましたが、今回は**医療従事者の負担軽減**、医師などの**働き方改革の推進**が重点課題としてトップに来ました。これは少子高齢化の進展による働き手の減少に対する対応を重視してのことと思われます。

改定の基本的視点と具体的方向性

1. 医療従事者の負担軽減、医師等の働き方改革の推進【重点課題】

【具体的方向性の例】
- 医師等の長時間労働などの厳しい勤務環境を改善する取組の評価
- 地域医療の確保を図る観点から早急に対応が必要な救急医療体制等の評価
- 業務の効率化に資するICTの利活用の推進

2. 患者・国民にとって身近であって、安心・安全で質の高い医療の実現

【具体的方向性の例】
- かかりつけ機能の評価
- 患者にとって必要な情報提供や相談支援、重症化予防の取組、治療と仕事の両立に資する取組等の推進
- アウトカムにも着目した評価の推進
- 重点的な対応が求められる分野の適切な評価
- 口腔疾患の重症化予防、口腔機能低下への対応の充実、生活の質に配慮した歯科医療の推進
- 薬局の対物業務から対人業務への構造的な転換を推進するための所要の評価の重点化と適正化、院内薬剤師業務の評価
- 医療におけるICTの利活用

3. 医療機能の分化・強化、連携と地域包括ケアシステムの推進

【具体的方向性の例】
- 医療機能や患者の状態に応じた入院医療の評価
- 外来医療の機能分化
- 質の高い在宅医療・訪問看護の確保
- 地域包括ケアシステムの推進のための取組

4. 効率化・適正化を通じた制度の安定性・持続可能性の向上

【具体的方向性の例】
- 後発医薬品やバイオ後続品の使用促進
- 費用対効果評価制度の活用
- 市場実勢価格を踏まえた適正な評価等
- 医療機能や患者の状態に応じた入院医療の評価（再掲）
- 外来医療の機能分化、重症化予防の取組の推進（再掲）
- 医師・院内薬剤師と薬局薬剤師の協働の取組による医薬品の適正使用の推進

出典：「令和2年度診療報酬改定の基本方針（概要）」（厚生労働省　令和元年12月10日）

1-2
医療従事者のための働き方改革
2024年4月から医師について時間外労働時間に上限

医師などの働き方改革に関しては、2024年（令和6年）4月から、医師について時間外労働の上限規制が適用される予定であり、各医療機関は自らの状況を適切に分析し、労働時間短縮に計画的に取り組むことが必要となります。

▶▶ 地域救急医療における重要な機能を担う医療機関を評価

地域医療の確保を図る観点から、過酷な勤務環境となっている、**地域の救急医療体制における重要な機能を担う医療機関**について新たな評価が行われることになりました。

　・（新）地域医療体制確保加算 520点

これは、地域の救急医療体制において一定の実績を有する医療機関（**年間救急車など受け入れ2000台以上**）について、適切な労務管理などを実施することを前提として、入院医療の提供に係る体制を評価するもので、当該医療機関の入院患者入院初日に上記の点数が算定されることとなりました。対象病院は日本全国で900病院程度といわれています。

また、この診療報酬の対象とはなりませんが、「3次救急病院」や「年間に救急車1000台以上を受け入れる2次救急病院」など地域医療確保に欠かせない機能を持つ医療機関で、労働時間短縮などに限界がある場合には、期限付きで医師の時間外労働を年間1860時間以下までとする【いわゆるB水準】の医療機関については、地域医療介護総合確保基金において医師の労働時間短縮のための体制整備に関する支援を行うとされています。

※救急病院等における勤務医の働き方改革への特例的な対応について

○令和2年度の診療報酬改定においては、過酷な勤務環境となっている救急医療体制における重要な機能を担う医療機関（具体的には年間救急車等受入2,000台以上）について、地域医療の確保を図る観点から評価を行うことを検討。

○一方、地域医療介護総合確保基金においては、診療報酬の対象とならない医療機関（B水準相当）を対象として、地域医療に特別な役割があり、かつ過酷な勤務環境となっている医療機関について、医師の労働時間短縮のための体制整備に関する支援を行う。

中央社会保険医療協議会 総会（第451回）資料（令和2年2月7日）より

病院勤務医の働き方の変化のイメージ

現状　→　2024.4 上限規制適用

（時間外労働の年間時間数）

2024.4以降、暫定特例水準を超える時間外労働の医師は存在してはならないこととなる

暫定特例水準対象についても、時間外労働が年960時間以内となることを目指し、さらなる労働時間短縮に取り組む

暫定特例水準対象を除き、2024.4以降、年960時間を超える時間外労働の医師は存在してはならないこととなる

1,900～2,000 時間程度

960時間

約1割 約2万人

約3割 約6万人

約6割 約12万人

出典:「第17回 医師の働き方改革に関する検討会」資料2（平成31年1月21日）

1-3
チーム医療などの推進
医師事務作業補助体制加算の評価の充実

タスク・シェアリング／タスク・シフティングのためのチーム医療などの推進は本改定の大きなテーマとなっています。勤務医の働き方改革を推進し、質の高い診療を提供する観点から、医師事務作業補助体制加算について勤務医の勤務環境に関する取り組みが推進されるよう、要件及び評価を見直すこととなりました。

▶▶ 結核病棟入院基本料、認知症治療病棟入院料などでも算定可能に

勤務医の働き方改革を推進し、質の高い診療を提供する観点から、**医師事務作業補助体制加算**について、算定が可能な病棟などを拡大するとともに、評価の見直しを行うことになり、以下の入院料などでも算定可能となりました。

結核病棟入院基本料、有床診療所入院基本料、有床診療所療養病床入院基本料、特殊疾患病棟入院料、児童・思春期精神科入院医療管理料、精神療養病棟入院料、認知症治療病棟入院料、地域移行機能強化病棟入院料※医師事務作業補助体制加算（50対1補助体制加算、75対1補助体制加算及び100対1補助体制加算に限る）

回復期リハビリテーション病棟入院料、地域包括ケア病棟入院料／入院医療管理料については今まで医療法上の一般病棟に限られていましたが、すべての病棟で医師事務作業補助体制加算の届け出が可能となりました。これは、精神科急性期治療病棟入院料2についても同様となります。

▶▶ すべての体制において50点アップ

医師の働き方改革において、医師事務作業補助体制加算は非常に効果があるということで、今回も各体制とも50点アップという高評価となっています。

「医師事務作業保持体制加算」改訂内容

2018年診療報酬改定時		
1 医師事務作業補助体制加算1	イ 15対1補助体制加算	920点
	ロ 20対1補助体制加算	708点
	ハ 25対1補助体制加算	580点
	ニ 30対1補助体制加算	495点
	ホ 40対1補助体制加算	405点
	ヘ 50対1補助体制加算	325点
	ト 75対1補助体制加算	245点
	チ 100対1補助体制加算	198点
2 医師事務作業補助体制加算2	イ 15対1補助体制加算	860点
	ロ 20対1補助体制加算	660点
	ハ 25対1補助体制加算	540点
	ニ 30対1補助体制加算	460点
	ホ 40対1補助体制加算	380点
	ヘ 50対1補助体制加算	305点
	ト 75対1補助体制加算	230点
	チ 100対1補助体制加算	188点

2020年診療報酬改定時		
1 医師事務作業補助体制加算1	イ 15対1補助体制加算	970点
	ロ 20対1補助体制加算	758点
	ハ 25対1補助体制加算	630点
	ニ 30対1補助体制加算	545点
	ホ 40対1補助体制加算	455点
	ヘ 50対1補助体制加算	375点
	ト 75対1補助体制加算	295点
	チ 100対1補助体制加算	248点
2 医師事務作業補助体制加算2	イ 15対1補助体制加算	910点
	ロ 20対1補助体制加算	710点
	ハ 25対1補助体制加算	590点
	ニ 30対1補助体制加算	510点
	ホ 40対1補助体制加算	430点
	ヘ 50対1補助体制加算	355点
	ト 75対1補助体制加算	280点
	チ 100対1補助体制加算	238点

診療報酬改定資料より筆者作成

1-4
ICT利活用の進展
病棟業務の効率化に資するICTの利活用の推進

　医療機関における業務の効率化・合理化の観点から、診療報酬の算定に当たり求めている会議及び記載事項について、要件を見直す動きとなっています。内容的には、書類・記載事項の削減、軽減、常勤から非常勤へのシフト、専従要件の緩和などとなっています。これらのものは従来の診療報酬改定における点数の見直しではなく、算定要件の緩和というところに、今回の改定の特徴があります。

▶▶ 医療機関における業務の効率化・合理化

　具体的には以下のような内容となっています。

1. 安全管理の責任者などで構成される会議などについて、安全管理の責任者が必ずしも対面でなくてよいと判断した場合においては、ICTを活用するなどの対面によらない方法でも開催可能とする。
2. 院内研修について抗菌薬適正使用支援加算に係る院内研修を院内感染対策に係る研修と併せて実施してよいことを明確化する。また急性期看護補助体制加算などの看護補助者に係る院内研修の要件について見直す。
3. 院外研修について、一般病棟用の重症度、医療・看護必要度の院内研修の指導者に係る要件を見直す。
4. 栄養サポートチーム加算注2などについて、栄養治療実施計画の写しを診療録に添付すればよいこととし、診療録への記載を、算定に当たっての留意事項として求めないこととする。
5. 在宅療養指導料などについて、医師が他の職種への指示内容を診療録に記載することを算定に当たっての留意事項として求めないこととする。

　など。

▶▶ 外来栄養食事指導（情報通信機器の活用）の見直し

　栄養食事指導の効果を高めるため、外来及び在宅における栄養食事指導における継続的なフォローアップについて、情報通信機器を活用して実施した場合の評価を見直すということで、**外来栄養食事指導料**の2回目以降に「情報通信機器を使用する場合　180点」が新設されました。

ICTを活用した栄養食事指導の事例

●沖縄県栄養士会の事業概要
　離島等での栄養ケア支援体制を強化するために、沖縄県本島栄養士会事務所と離島診療所間でITを使った栄養指導の実現可能性等をモデル事業として実施。

【対象者】
平成24年度 男性2名、女性4名（37〜70歳の糖尿病、脂質異常症、腎機能障害等）
平成25年度 男性2名、女性2名（45〜93歳の糖尿病、腎不全、高血圧症、脂質異常症）

【実施方法】
離島診療所の医師の指示により、沖縄県栄養士会の管理栄養士が30分〜1時間程度、webカメラを使用して指導を実施。

【対象者】
・通常の会話に比べて「音が聞き取りにくい」及び通信状況により音声が途切れるため、ゆっくり大きな声で話すことが必要。
・ITの環境が整っていても対象者の多くが高齢者のため、IT機器の使用方法の習得が必要。
・指導用の画面が小さいと指導に使用する食品モデル等の媒体を対象者が見えないため、大きな画面が必要。
・指導者と対象者の双方に共通の指導媒体・教材が必要。

出典:中央社会保険医療協議会 総会（第416回）資料「医療におけるICTの利活用について」（令和元年6月12日）

1-5
かかりつけ機能の評価
機能強化加算の見直し

かかりつけ医機能の普及を図る観点から、地域においてかかりつけ医機能を担う医療機関において、当該機能のさらなる周知などのあり方について、機能強化加算の掲示などの情報提供に係る要件を見直すこととなりました。また、機能強化加算の算定要件の一つ、地域包括診療加算の要件が緩和されました。

▶▶ 機能強化加算の掲示などの情報提供に係る要件の見直し

外来における継続的かつ全人的な医療の実施を推進する観点から、**地域包括診療加算**について以下のような施設基準の見直しが行われました。

1. 地域におけるかかりつけ医機能として院内に掲示する事項として、以下を追加する。
   - 必要に応じて、専門医、専門医療機関に紹介すること。
   - 医療機能情報提供制度を利用して、かかりつけ医機能を有する医療機関が検索できること。
2. また、院内に掲示する事項と同様の内容について、患者へ提供する。
   - 当該掲示内容を書面にしたものを、患者が持ち帰れる形で、医療機関内の見えやすいところに置いておくこと。
   - 当該掲示内容について、患者の求めがあった場合には、当該掲示内容を書面にしたものを交付すること。

これは作業的には追加になりますが、かかりつけ医機能を有していること、必要なときは専門の医療機関（大病院など）に紹介機能があることをアピールするよい機会となりますので、チャンスだというぐらいの積極的な対応が望まれます。

▶▶ 地域包括診療加算の見直し

外来における継続的かつ全人的な医療の実施を推進する観点から、地域包括診療加算について要件を見直すこととなりました。具体的な内容は、地域包括診療加算の施設基準における時間外の対応に係る要件について、時間外対応加算3の届出でもよいとする内容です。

「地域包括診療加算」施設基準の変更

2018年診療報酬改定時［施設基準（抜粋）］

（1）在宅医療の提供及び当該患者に対し24時間の対応を実施している旨を院内掲示していること。

（2）以下のいずれかを満たしていること。
　　ア 時間外対応加算1又は2の届出
　　イ 常勤換算2名以上の医師の配置、うち常勤医師が1名以上
　　ウ 在宅療養支援診療所

2020年診療報酬改定時［施設基準（抜粋）］

（1）在宅医療の提供及び当該患者に対し24時間の対応を実施している旨を院内掲示していること。

（2）以下のいずれかを満たしていること。
　　ア 時間外対応加算1、2又は3の届出
　　イ 常勤換算2名以上の医師の配置、うち常勤医師が1名以上
　　ウ 在宅療養支援診療所

診療報酬改定資料より筆者作成

1-6

精神病棟退院時共同指導の評価
精神病棟における退院患者在宅復帰への流れ

精神障害にも対応した地域包括ケアシステムの構築を推進する観点から、精神病棟における退院時の多職種・多機関による共同指導などについて新たな評価を行うこととなりました。

▶▶ 精神病棟に入院中の患者の退院に向けた共同指導を評価

精神病棟に入院中の患者に対して、入院医療を提供する保険医療機関の多職種チームと、地域において当該患者の外来または在宅医療を担う保険医療機関の多職種チームが、**退院後の療養などについて共同で指導などを行った場合の評価**を新設することとなりました。

（新）精神科退院時共同指導料

1　精神科退院時共同指導料1（外来又は在宅医療を担う保険医療機関の場合）

　イ　精神科退院時共同指導料（Ⅰ）1,500点

　ロ　精神科退院時共同指導料（Ⅱ）900点

2　精神科退院時共同指導料2（入院医療を提供する保険医療機関の場合）700点

［施設基準］

（1）精神科退院時共同指導料1を算定する場合は、精神科又は心療内科を標榜する保険医療機関であること。

（2）精神科退院時共同指導料2を算定する場合は、精神科を標榜する病院であること。

（3）当該保険医療機関内に、専任の精神保健福祉士が一名以上配置されていること。

（4）、（5）　略

精神障害にも対応した地域包括ケアシステムの構築

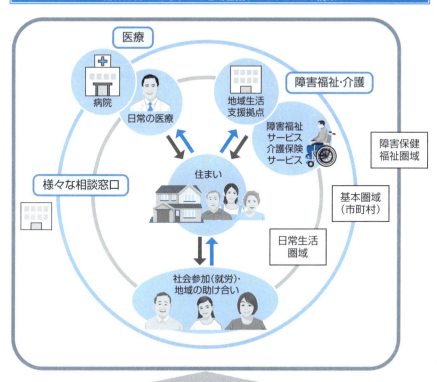

参考:中央社会保険医療協議会 総会(第434回)資料「個別事項(その10)」(令和元年11月20日)

1-7

重症度、医療・看護必要度
重症度、医療・看護必要度の評価項目などの見直し

地域医療構想をさらに進めるために、急性期の入院医療の必要性に応じた適切な評価を行う観点から、一般病棟用の重症度、医療・看護必要度について、必要度の判定に係る項目や判定基準などの要件を見直すこととなりました。

▶▶ 救急搬送後の入院患者、手術後の患者の評価が拡大

一般病棟用の重症度、医療・看護必要度について、判定に係る項目や判定基準を以下のように見直します。

1. 重症度、医療・看護必要度のA項目について、以下のように見直す。
   （1）重症度、医療・看護必要度Ⅰの「救急搬送後の入院」について、評価期間を入院後5日間に見直す。また、重症度、医療・看護必要度Ⅱにおいて、入院日に救急医療管理加算1若しくは2又は夜間休日救急搬送医学管理料を算定する患者を、入院後5日間評価の対象とする。
   （2）専門的な治療・処置のうち「免疫抑制剤の管理」について、注射剤に限り評価の対象とする。
2. 重症度、医療・看護必要度のC項目について、評価期間を見直す。また、対象となる検査及び手術について、入院で実施される割合が9割以上のものを追加するとともに、入院で実施される割合が9割未満のものを除外する。

▶▶ 「A得点が1点以上かつB得点が3点以上」の基準は削除

重症度、医療・看護必要度のA項目（専門的な治療・処置のうち薬剤を使用するものに限る。）及びC項目について、重症度、医療・看護必要度Ⅰにおいても、レセプト電算処理システム用コードを用いた評価とすることとなりました。

重症度、医療・看護必要度の基準について、「B14又はB15に該当する患者であって、A得点が1点以上かつB得点が3点以上」の基準は削除となりました。

「一般病棟用の重症度、医療・看護必要度」判定に係る項目や判定基準の見直し

手術等の医学的状況	2018年改定	2020年改定
16 開頭手術	7日間	13日間
17 開胸手術	7日間	12日間
18 開腹手術	4日間	7日間
19 骨の手術	5日間	11日間
20 胸腔鏡・腹腔鏡手術	3日間	5日間
21 全身麻酔・脊椎麻酔の手術	2日間	5日間
22 救命等に係る内科的治療	2日間	5日間
（新設）23 別に定める検査	—	2日間
（新設）24 別に定める手術	—	6日間

入院料などの施設基準に定められている該当患者割合

	現行		改定後	
	必要度Ⅰ	必要度Ⅱ	必要度Ⅰ	必要度Ⅱ
急性期一般入院料1	30%	25%	31%	29%
急性期一般入院料2	— (27%)	24% (22%)	28% (26%)※1	26% (24%)※1
急性期一般入院料3	— (26%)	23% (21%)	25% (23%)※2	23% (21%)※2
急性期一般入院料4	27%	22%	22% (20%)※3	20% (18%)※3
急性期一般入院料5	21%	17%	20%	18%
急性期一般入院料6	15%	12%	18%	15%

カッコ内は許可病床数200床未満の経過措置
※1 現に急性期1または2を届け出ている病棟に限る。
※2 現に急性期1、2または3を届け出ている病棟に限る。
※3 現に急性期4を届け出ている病棟に限る。
診療報酬改定資料より筆者作成

第1章まとめ

● 2020年の診療報酬改定は本体部分が+0.55%で、そのうち、消費税財源を活用した救急病院における勤務医の働き方改革への対応として、+0.08%が別枠で盛り込まれました。

● 地域医療の確保を図る観点から、地域の救急医療体制における重要な機能を担う医療機関に、地域医療体制確保加算520点が新設されました。これは日本全国で900病院程度が対象となります。

● 勤務医の働き方改革を推進し、質の高い診療を提供する観点から、医師事務作業補助体制加算について精神療養病棟入院基本料なども対象となり、勤務医の勤務環境に関する取り組みが図られています。

● 医療機関における業務の効率化・合理化の観点から、書類・記載事項の削減・軽減、常勤から非常勤へのシフト、専従要件の緩和などが改定内容となっています。これは従来の診療報酬改定における点数の見直しではなく、算定要件の緩和というところに、今回の改定の特徴があります。

● かかりつけ医機能の普及を図る観点から、かかりつけ医機能を担う医療機関において、情報提供に係る要件を見直すこととなり、機能強化加算の算定要件の一つ、地域包括診療加算の要件も緩和されました。

● 精神障害にも対応した地域包括ケアシステムの構築を推進する観点から、精神病棟における退院時の多職種・多機関による精神科退院時共同指導料が算定されることとなりました。

● 急性期の入院医療の必要性に応じた適切な評価を行う観点から、一般病棟用の重症度、医療・看護必要度について、必要度の判定に係る項目や判定基準などの要件を見直すこととなりました。

医療費の
基本的な仕組み

　まずは、日本の医療制度の大まかな仕組みを解説します。

　患者が医療機関を受診して、診察や治療を受けた際の「医療費」はどのようにして決まるのでしょうか。

　また、日本では、患者が医療機関の窓口で支払う医療費は、基本的に、かかった医療費の一部で済みます。では、残りの医療費を負担しているのは誰なのでしょうか。

　本章では、上記のような疑問を踏まえながら、医療費の仕組みの大枠を説明していきます。

2-1
医療費全体の流れ
医療費を負担しているのは誰？

　医療費の仕組みを理解するために、まずは、大まかな「医療費の流れ」について解説します。日本では誰もが公的医療保険に加入しており、患者が医療機関に支払うお金は、かかった医療費の一部で済みます。

▶▶ 病院の窓口で支払う医療費は基本的に「3割」

　誰もが一度は病気やケガをして医療機関を受診し、診察や治療を受けた経験があると思います。医師から問診を受けたり、血液検査をしたり、ときには手術を受けることもあるかもしれません。そのような治療に必要な諸々の費用のことを「**医療費**」と呼びます。

　医療機関を受診して医師の問診や検査を受けて、最後に窓口で、かかった医療費を支払う場面を想像してください。このとき患者が医療機関の窓口で支払う医療費を「**窓口負担**」と呼びます（右図の「①窓口負担の支払い」に相当）。仮に、治療にかかった医療費が「1万円」であったなら、窓口負担はいくらになるでしょうか。患者が70歳未満の場合、窓口負担は基本的に「3,000円」になります。窓口負担は、患者の年齢や所得水準によって異なりますが、基本的には、かかった医療費の「**3割**」と覚えてください。

　では、残り7割の医療費を負担しているのは誰でしょうか。

▶▶ みんなで支え合う仕組み「国民皆保険制度」

　私たち日本人は「**健康保険**」に加入しており、毎月「**保険料**」を「**保険者**」と呼ばれる機関に支払っています。ただし、子供や学生の場合には、保護者が保険料を支払ってくれています（右図の「②保険料の支払い」に相当）。保険者は、患者が医療機関の窓口で支払う分を除いた医療費、すなわち残り「7割」の医療費を負担してくれます。このように医療は、みんなでお金を出し合って、病気やケガをした人を支え合う仕組み（**国民皆保険制度**）がとられています。

▶▶ 正しい請求かどうか審査を行う「審査支払機関」

　医療費の仕組みを理解するうえで重要な機能がもう一つあります。それは「**審査支払機関**」です。医療機関は、患者の窓口負担分（3割）を除いた残り「7割」の医療費を、保険者ではなく審査支払機関へと請求します。審査支払機関は、医療機関から送られてきた請求書の内容が正しいかどうか、文字通り「審査」を行います。もしも請求書に何か誤りがある場合には、医療機関に請求書を返還したり、請求内容を修正したりします。

　この審査業務を各保険者が行ってもよいのですが、審査支払機関が一括して行ったほうが効率がよいため、各保険者は、審査業務を審査支払機関に委託しています。審査支払機関の審査を通った請求書は保険者へと渡され、最終的に、保険者から審査支払機関へ、そして医療機関へと医療費が支払われます（下図の「③・④窓口負担を除く医療費の支払い」に相当）。

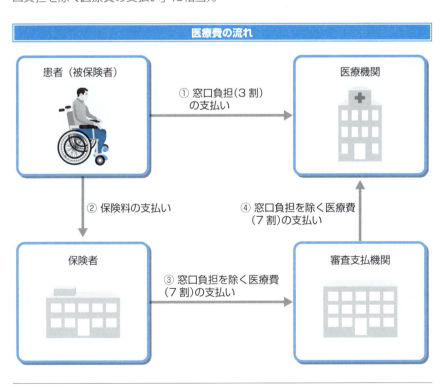

医療費の流れ

2-2
年齢で異なる患者の窓口負担
70歳以上は負担軽減

　医療費全体の大まかな流れを把握したところで、制度の中身をもう少し詳しく見ていきます。まずは、患者の窓口負担についてです。窓口負担は、年齢と所得によって異なり、「3割」ではなく「1割」や「2割」で済む場合があります。

▶▶ 小学生未満は2割負担、75歳以上は1割負担

　医療機関を受診した患者が医療機関に直接支払う医療費（窓口負担）の割合は、基本的に「3割」と説明しましたが、特定の年齢や所得水準に該当する人については窓口負担が軽減されています。

　まず、小学生以上から69歳までの窓口負担は通常の「3割」です。そのほかの年代（小学生未満と70歳以上の高齢者）については、窓口負担は3割よりも低く設定されています。**小学生未満ならびに70〜74歳の場合は「2割」、75歳以上については「1割」**と決められています。窓口負担を除く残り7〜9割の医療費は、保険者が負担することになります。

▶▶ 「現役並み所得」の高齢者は3割負担

　ただし、70歳以上であっても「**現役並み所得**」に該当する人の場合は、窓口負担は69歳以下と同じく「3割」になります。現役並み所得の線引きは、簡単に述べると「年収520万円以上の夫婦世帯」もしくは「年収383万円以上の単身世帯」と決まっています（ただし、課税所得が145万円以上の場合に限ります）。これらは、現役世代の平均収入額に基づいて決められています。

▶▶ 幾度も見直されてきた窓口負担

　患者の窓口負担は昔と今とでは大きく異なっていました。例えば、1973年から82年までは、70歳以上の窓口負担は0円（無料）でした。その後、徐々に負担が引き上げられ、70歳以上の窓口負担は1割へと見直され、2014年度からは70

〜 74歳については「2割」へと変更されました（正確には2014年4月以降に70歳になる人から順に2割へと移行します）。今後も国の財政の逼迫や社会保障費の増加を背景として窓口負担が引き上げられる可能性があり、その動向を注視する必要があるでしょう。

▶▶ 窓口負担が高額になった場合

　窓口負担が最大で3割で済むことは患者にとっては有り難いことですが、仮に入院が長期に及んだり、高度な治療を受けたりする場合などには、3割負担であっても窓口での支払いが何十万円以上もの高額となる場合があります。そこで、国の制度として、ある一定額以上の窓口負担が発生した患者については、一定額を超えた分を保険者が負担（返還）する「**高額療養費制度**」と呼ばれる仕組みがあります（高額療養費制度は第9章3節で詳しく解説します）。

窓口負担の割合	
年齢区分	窓口負担
75歳以上	1割　（現役並み所得者:3割[1]）
70〜74歳[2]	2割　（現役並み所得者:3割[1]）
小学生〜69歳	3割
小学生未満	2割

※1 「現役並み所得者」とは、課税所得が145万円（標準報酬月額が28万円）以上で、かつ年収が夫婦世帯で520万円以上、単身世帯で383万円以上の世帯の被保険者およびその被扶養者。
※2 2014年3月末までに70歳に達している場合は1割（2014年4月以降70歳になる人から段階的に2割へ移行）。

2-3
公的医療保険の種類
年齢や職場によって異なる保険

次に、患者の窓口負担以外の医療費を負担している「保険者」について解説します。保険者は公的医療保険の運営責任を担っており、公的医療保険にはサラリーマンを対象としたものや高齢者が加入するものなどがあります。

▶▶ 日本人は必ず「公的医療保険」に加入

患者の窓口負担（3割）を除く残りの医療費（7割）を負担しているのが「**保険者**」です。保険者としては、「国・市区町村」のほか、サラリーマンが加入する「健康保険組合」などがあります。日本人は保険者が提供する「公的医療保険」に加入し、毎月保険料を納める代わりに、いつでも必要な医療を窓口負担のみで受けることができます。保険に加入している人のことを「**被保険者**」と呼びます。

▶▶ サラリーマンは社会保険、自営業者は国民健康保険

公的医療保険は大きく二つに分けることができます。一つは、会社勤めをしている人が加入する「**社会保険（社保）**」。もう一つは自営業者や年金暮らしの高齢者が加入する「**国民健康保険（国保）**」です。例えば、定年を迎えて会社を退職した人の場合、退職前は「社保」に加入していますが、退職後は「国保」へと自動的に切り替わります。

国保は「市区町村（2018年度以降は都道府県）」が保険事業の運営を担っており、社保は、企業が設立した「健康保険組合」あるいは「全国健康保険協会」と呼ばれる組織が運営責任を担っています。また、国保の保険料はすべて被保険者の自己負担となっていますが、社保の場合、被保険者を雇用する企業（事業主）が保険料の一部を負担する決まりとなっています。

2018年度時点の被保険者は社保が6,700万人、国保が3,300万人います。

また、上記のほかに、公務員が加入する「**共済組合**」、船員が加入する「**船員保険**」などの公的医療保険もあります。

75歳以上は「後期高齢者医療制度」に加入

　国保・社保以外に、75歳以上の人が加入する「**後期高齢者医療制度**」と呼ばれる保険制度があります。2018年度時点で1,700万人が加入しています。

　後期高齢者医療制度の被保険者（75歳以上の高齢者）の医療費は、「被保険者（高齢者）からの保険料」のほかに、「現役世代（国民健康保険・社会保険など）からの支援金」と「公費（税金）」でまかなわれています。その構成比は、高齢者からの保険料が「1割」、現役世代からの支援金が「4割」、公費が「5割」とされています。

　後期高齢者医療制度が創設される前は、高齢化を背景として増加の一途をたどる高齢者の医療費を、誰がどの程度負担するのかが課題となっていましたが、同制度により、高齢者世代と現役世代の負担構成が明確になったという特徴があります。

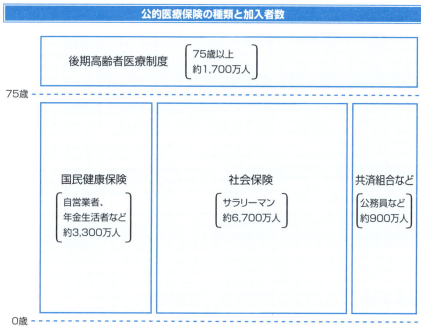

公的医療保険の種類と加入者数

後期高齢者医療制度　75歳以上 約1,700万人

75歳

国民健康保険　自営業者、年金生活者など 約3,300万人

社会保険　サラリーマン 約6,700万人

共済組合など　公務員など 約900万人

0歳

※加入者数は平成30（2018）年6月時点の数値。（平成30年版厚生労働白書）

第2章　医療費の基本的な仕組み

2-4
医療の値段は全国一律

モノやサービスの値段は通常、その担い手である企業が決定していますが、医療の場合は、国が値段を定めています。国の定める「診療報酬」というルールに基づいて、医療機関は患者1人ひとりの医療費を計算しています。

▶▶ 全国どの医療機関でも同じ値段

医療機関で診察や治療を受けた際の医療費の値段は、全国一律のルールによって決められています。そのルールと、それに基づいて決まる医療費を「**診療報酬**」といいます（医療機関の立場からすれば、医療費は収入（報酬）であるため、こう呼ばれます）。例えば、足のレントゲン撮影をした場合、その値段はいくらといったことが診療報酬の中で、きめ細かく定められています。

▶▶ 医療費の単位は「円」ではなく「点」

医療機関では、診療報酬ルールに基づいて個々の患者の医療費を計算します。このとき診療報酬の単位は「円」ではなく「点」で表します。レントゲン撮影「○○点」、手術「△△点」といった具合です。それらの合計点数が、患者の医療費（診療報酬）になります（診療報酬の詳しい内容は第3章以降で解説します）。

診療報酬は原則、1点＝10円と決められているため、ある患者の合計点数が仮に5,000点であったなら、その患者の医療費は50,000円になります。その3割（この事例の場合15,000円）が患者の窓口負担分となり、残り7割（同35,000円）が保険者の負担分として医療機関から請求されます。

▶▶ 診療報酬のプロフェッショナル「医療事務」

医療機関には「医療事務」と呼ばれる方々が働いており、医療費の請求業務を担当しています。診療報酬はとても複雑な仕組みであるため、医療事務の方々は、診療報酬に精通した専門家（プロフェッショナル）といえるでしょう。

診療報酬の範囲外の治療を受けた場合

　もし診療報酬に記載されていない治療を医療機関が行ったとしたら、その場合の医療費はどうなるでしょうか。

　診療報酬のルールに基づいて行われる医療を「**保険診療**」と呼ぶのに対して、診療報酬の範囲外の医療を行うことを「**保険外診療**」といいます。保険診療の場合、その名の通り医療保険が適用され、患者の支払い額は窓口負担分のみで済みますが、保険外診療の場合、医療保険は適用されず、医療費は全額患者の自己負担となります。また、保険外診療の値段は、診療報酬で規定されていないため、医療機関と患者の間で決められます。身近な例でいうと、「お産（正常分娩）」「美容整形」「健康診断」「歯の矯正」「予防注射」などが保険外診療に該当します。日本では保険診療が基本となっているため、本書では主に保険診療について解説します。

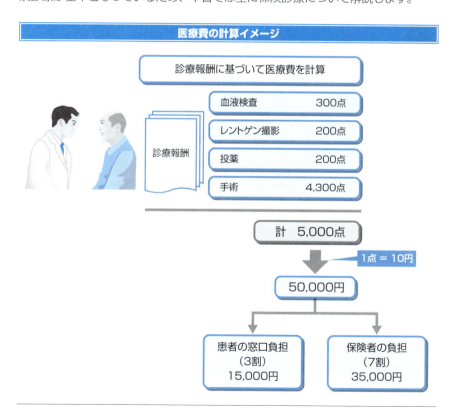

医療費の計算イメージ

診療報酬に基づいて医療費を計算

診療報酬	血液検査	300点
	レントゲン撮影	200点
	投薬	200点
	手術	4,300点

計　5,000点

1点 = 10円

50,000円

| 患者の窓口負担
（3割）
15,000円 | 保険者の負担
（7割）
35,000円 |

2-5
審査支払機関の役割
医療機関からの請求内容を審査

　医療機関は診療報酬に基づいて医療費を計算し、患者の窓口負担を除いた分を「審査支払機関」へと請求しています。審査支払機関は、医療機関が作成した「診療報酬明細書（レセプト）」をもとに請求内容の審査を行っています。

▶▶ 各医療機関で「レセプト」を作成

　医療機関は、診療報酬に基づいて各患者の医療費を計算します。かかった医療費のうち窓口負担分（3割）は患者に請求し、残り（7割）は審査支払機関へと請求します。このとき、医療機関は患者ごとに**「診療報酬明細書（レセプト）」**と呼ばれる書類を作成します。医療機関は、まとめて1か月ごとにレセプトを作成し、今月分のレセプトを翌月10日までに審査支払機関へと提出します。

　例えば、ある患者が4月7日と4月14日に医療機関を受診した場合を考えます。まず、医療機関は、7日と14日にそれぞれの窓口負担分を患者に対して請求します。次に審査支払機関に対して、窓口負担を除く残りの医療費を請求するために、その患者の4月分（7日と14日の合計分）のレセプトを作成し、5月10日までに審査支払機関へと送付します。

▶▶ レセプトをもとに審査支払機関が審査

　各患者のレセプトには、治療内容（薬・検査・処置など）と、それに対応する診療報酬の点数が記載されています。審査支払機関では、レセプトの内容が正しいかどうか（診療報酬ルール上の誤りがないか）を審査しています。審査の結果、不備が見つかった場合には、医療機関に該当のレセプトを送り返す（**返戻**）、もしくは点数を補正（**査定**）して医療機関に連絡します。

　例えば、診療報酬のルール上、1人の患者に対して月に一度しか行うことのできない検査が、レセプトに誤って「2回」実施と記載されていた場合、このレセプトは査定あるいは返戻扱いとなって、医療機関に通知されます。

審査支払機関は都道府県ごとに設置

審査支払機関は大きく分けて、「**社会保険診療報酬支払基金（支払基金）**」と「**国民健康保険団体連合会（国保連合会）**」の二つの機関があります。それぞれ都道府県ごとに支部・団体が設置され、都道府県内の医療機関から提出されるレセプトの審査を行っています。審査支払機関はレセプトが提出された月の月末までに審査を行い、審査を通ったレセプトを保険者へと送付します。

国民健康保険（国保）に加入している患者を例に挙げると、その患者の4月分のレセプトは5月末までに国保連合会で審査が行われ、保険者（市区町村）へと審査済みのレセプトが送付されます。その後、保険者の確認が済むと、保険者から審査支払機関へ医療費が支払われ、6月の20日頃に審査支払機関から医療機関へと医療費が支払われるという流れです。

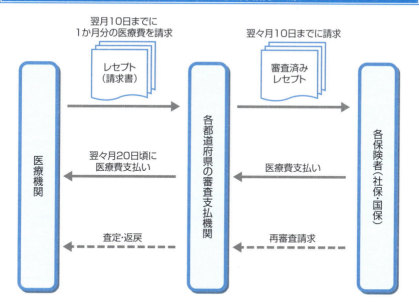

医療機関から保険者への医療費請求の流れ

2-6
レセプトの主な記載内容

医療機関では医療費の請求のために、患者ごとに「診療報酬明細書（レセプト）」を作成し、審査支払機関に提出しています。ここでは、レセプトがどういったもので、どのような情報が記載されているのかを大まかに確認します。

▶▶ 「レセプト」に記載する内容は主に3種類

医療機関は、以前は手書きで紙のレセプトを作成していましたが、現在は、ほとんどの医療機関でコンピュータ化され、レセプトのデータを作成しています。紙レセプトもレセプトデータも記載する内容は同じであるため、まずは紙レセプトの見方を覚えることが基本になります。

レセプトには主に以下の三つの内容が記載されています。

①患者の基本情報
②病名などに関する情報
③診療報酬点数の情報

①患者の基本情報

レセプトは1人の患者に対して一つ作成するため、まずは、患者の基本的な情報が記載されます。「氏名」「性別」「生年月日」といった患者の個人情報のほか、患者の加入している「医療保険」に関する情報を記載します。また、患者が受診した医療機関（当該レセプトを作成している医療機関）の名称も記入します。

②病名などに関する情報

レセプトには患者の病名も記載します。患者に処方された薬や治療内容が、患者の病名から判断して適切かどうか審査支払機関が確認を行うためです。また、患者が医療機関を受診した日数（診療日数）も記載されます。

③診療報酬点数の情報

　診療報酬に基づいて、患者に実施した1か月分の治療行為の点数を記載します。「注射〇〇点」「検査△△点」「手術◇◇点」などといった具合です。請求する診療報酬の項目ごとに一つひとつ点数を記載します。

　医療機関では、このようにすべての患者についてレセプトを作成し、審査支払機関へ提出します。審査支払機関では、このレセプトを見て、請求内容が診療報酬上、正しいかどうか判断を行います。

レセプトの主な記載内容

第2章まとめ

●患者が医療機関に直接支払う医療費を「窓口負担」といいます。

●患者の窓口負担は、基本的にかかった医療費の「3割」ですが、70～74歳と小学生未満の場合は「2割」、75歳以上については「1割」に軽減されています。

●窓口負担を除く残り7割の医療費は、患者に代わって「保険者」が医療機関に対して支払います。

●医療の値段は「診療報酬」という全国統一のルールによって決められており、医療機関は、そのルールに従って「診療報酬明細書（レセプト）」を作成します。

●レセプトには、主に、「患者の基本情報」「病名などに関する情報」「診療報酬点数の情報」を記載します。患者1人につき、1か月分の診療報酬をまとめて記載します。

●医療機関は1か月分のレセプトを翌月の10日までに「審査支払機関」に送付します。審査支払機関は診療報酬に則った正しい請求内容かどうか審査を行います。

●もしレセプトの内容に不備があった場合には、「査定」あるいは「返戻」が行われます。

●審査を通ったレセプトは保険者に送付され、保険者から審査支払機関へ、そして、審査支払機関から医療機関へと医療費が支払われます。医療機関が医療費を受け取るのは、レセプトを提出した月の翌月20日頃になります。

●保険者は公的医療保険の運営を担っており、被保険者からの保険料を原資として窓口負担を除く医療費を負担しています。

●公的医療保険には主に、75歳未満が加入する「社保（社会保険）」「国保（国民健康保険）」と、75歳以上が加入する「後期高齢者制度」があります。

診療報酬の仕組み
<外来>

　本章からは、より具体的な診療報酬の仕組みについて解説していきます。

　医療は大きく「外来医療」と「入院医療」の二つに分類されます。本章では主に外来医療を念頭に説明していきます。

　診療報酬ルールでは、医師や看護師が患者に行う一つひとつの医療行為に対して、その金額（点数）が細かく定められています。

　診療報酬にはどのような種類があるのか、また、その点数はどのように設定されているのかなどを、具体的な診療報酬を交えながら見ていきます。

3-1

診療報酬の大まかな仕組み

医療機関の外来を受診した際の医療費（診療報酬）の仕組みについて解説します。外来の診療報酬は、すべての患者に対して必ず請求される「基本診療料」と、治療内容に応じて変わる「特掲診療料」に区分されています。

▶▶ 診療報酬＝基本診療料＋特掲診療料

医療費は、診療報酬という全国一律のルールに基づいて決まります。診療報酬は、医療機関が患者に実施する治療内容一つひとつの値段をきめ細かく定めたもので、それに基づいて患者の医療費が計算されます。

診療報酬は、基本料金部分に相当する「**基本診療料**」と、オプション料金部分に相当する「**特掲診療料**」とに大きく分かれています。基本診療料は、患者が医療機関を受診した際に必ずかかる料金です。また、特掲診療料は、患者が医療機関で受けた治療内容に応じて、処方箋料金が異なります。例えば、薬を処方した場合には、その薬剤料がかかります。

▶▶ 基本診療料は医師の診察代

例えば、風邪を引いて医療機関を受診し、特に検査などを行わなかった場合であっても「基本診療料」は必ずかかります。基本診療料は、医師による診察代と捉えることができます。基本診療料には、大きく分けて「**初診料**」と「**再診料**」があり、初診料は、病気になって初めて医療機関を受診したときにかかる料金です。再診料は2回目以降の受診時にかかります。

▶▶ 特掲診療料は各治療内容の料金

患者が医療機関で受ける様々な医療行為の代金をきめ細かく定めたものが特掲診療料です。その数はおよそ5,000種類にも及びます。そのため、診療報酬を計算するには、診療報酬に精通した医療事務の方々が医療機関には欠かせません。

　医療事務の方々は、数多くある特掲診療料の中から患者の治療内容に即した項目を選び出し、その患者の診療報酬（医療費）を計算します。とは言っても、5,000種類もの診療報酬の項目を丸々覚えている医療事務の方はほとんどおらず、患者の病気の内容に応じた基本的な請求パターンを、まずは覚えることになります。

▶▶ レントゲン撮影を受け、処方箋を交付された場合

　一例として、軽い腰痛で医療機関を受診した患者の診療報酬を挙げてみます。この患者は、医療機関で医師の問診と、レントゲン撮影を受けて、最後に処方箋（薬）を交付してもらいました。

　この患者の診療報酬は、基本診療料の「初診料288点」と、特掲診療料の「レントゲン撮影（デジタル撮影＋写真診断＋電子画像管理加算）210点」「処方箋68点」が該当し、合計566点（5,660円）になります。

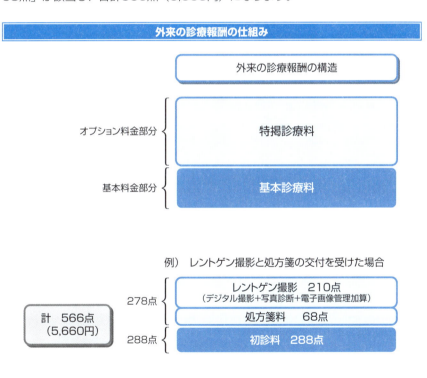

3-2

基本診療料と特掲診療料

診療報酬は、「基本診療料」と「特掲診療料」で構成されていることを前節で説明しました。次に、基本診療料と特掲診療料の中身について見ていきます。特掲診療料は大きく13項目に分類されています。

▶▶ 基本診療料は2項目、特掲診療料は13項目

外来の基本診療料と特掲診療料は、合わせて15項目に細分化することができます。基本診療料は「初診料」「再診料」の2項目で、特掲診療料は「検査」「注射」「手術」など大きく13項目に分かれています。これら15項目が、外来の診療報酬を理解する上での基礎となってきます。

▶▶ 基本診療料は「初診」「再診」の二つ

基本診療料は、前節で述べた通り医師の診察代に相当する料金です。主に「初診」と「再診」の2種類があります。初診とは、初めて医療機関を受診したときのことをいい、このときに患者が請求される基本診療料が「初診料」です。また、初診の後、再度医療機関を受診することを再診といい、このときにかかる料金が「再診料」です。詳しい点数などは後のページで解説していきます。

▶▶ 特掲診療料は13項目に分かれている

特掲診療料は、医師や看護師などが行う様々な医療行為に対して発生する料金で、大きく以下の13項目に分かれています。詳しくは後のページで一つひとつ取り上げて解説していきますが、ここでは各項目の簡単な概要のみを説明します（特掲診療料のうち「在宅医療」については第7章でも解説します）。

①医学管理：医師などが患者に医学的指導などを行ったときの料金
②在宅医療：在宅での療養にかかる料金

③検査：身体の異常などを調べるために行った各種検査の料金

④画像診断：レントゲン撮影やCTスキャンなどの料金

⑤投薬：薬剤師による薬の調剤料金

⑥注射：点滴などの注射の料金

⑦リハビリテーション：療法士によるリハビリテーションの料金

⑧精神科専門療法：精神疾患の患者に行う各種治療の料金

⑨処置：医師や看護師が行うケガの手当てなどにかかる料金

⑩手術：外科手術の料金

⑪麻酔：手術の際に行う麻酔などの料金

⑫放射線治療：がん治療のための放射線治療の料金

⑬病理診断：病理医による専門的な診断の料金

第3章　診療報酬の仕組み〈外来〉

基本診療料と特掲診療料の種類

特掲① ＜医学管理＞	特掲② ＜在宅医療＞
特掲③ ＜検査＞	特掲④ ＜画像診断＞
特掲⑤ ＜投薬＞	特掲⑥ ＜注射＞
特掲⑦ ＜リハビリテーション＞	特掲⑧ ＜精神科専門療法＞
特掲⑨ ＜処置＞	特掲⑩ ＜手術＞
特掲⑪ ＜麻酔＞	特掲⑫ ＜放射線治療＞
特掲⑬ ＜病理診断＞	

特掲診療料（13項目）

基本① ＜初診料＞	基本② ＜再診料＞

基本診療料（2項目）

3-3
医療行為と診療報酬

診療報酬は、医療機関が患者に対して行う医療行為一つひとつの料金を定めたものです。医療機関には、医師や看護師など様々な専門職が働いており、各専門職が実施した医療行為が診療報酬として反映されています。

▶▶ 医療機関で働く専門職

医療機関には、医師をはじめとした、国家資格をもつ専門職が多数働いています。例えば、薬剤師は薬の調剤を行ったり、看護師は医師の指示のもと患者に点滴を行ったりしています。医師以外の専門職については、基本的に医師の指示（オーダー）のもと、医師の補助業務として各医療行為を実施しています。

●医療機関で働く主な専門職と業務内容

- ・医師（歯科医師）……医療行為全般
- ・薬剤師……調剤業務
- ・看護師……医師の補助業務（注射、処置など）
- ・臨床検査技師……医師の補助業務（検査）
- ・診療放射線技師……医師の補助業務（画像撮影）
- ・理学療法士……医師の補助業務（リハビリテーション）
- ・管理栄養士……医師の補助業務（栄養指導など）
- ・臨床工学技士……医師の補助業務（生命維持装置の管理など）　など

▶▶ 診療報酬＝各医療行為の料金

各専門職が患者に行った医療行為の一つひとつの料金を定めたものが診療報酬になります。医療機関にとって診療報酬は、医療を提供した見返りとしての収入（報酬）を意味します。例えば、看護師が医師の指示のもと点滴を行ったら、その点滴の診療報酬が患者に請求されます。また同様に、理学療法士が医師の指示のも

と患者にリハビリテーションを提供した場合、患者にリハビリテーションの診療報酬が請求されることになります。

▶▶ 特掲診療料と各専門職の関係

診療報酬は、基本診療料と特掲診療料に分かれていることを前節で説明しました。基本診療料は、医師の診察代に相当し、特掲診療料は、医師を含む各専門職の行う医療行為の料金を表しているといえます。

特掲診療料は、検査や画像診断、リハビリテーションなど13項目に分類されています。各々の項目について関連する専門職があり、例えば、検査であれば臨床検査技師、画像診断であれば診療放射線技師、リハビリテーションであれば理学療法士が各項目の業務に携わっています。

医療行為と診療報酬の関係

医師

 各専門職に医療行為の補助業務をオーダー（指示）

☐ 看護師が「点滴」を実施

☐ 臨床検査技師が「検査」を実施

☐ 診療放射線技師が「画像撮影」を実施　　各々の診療報酬を算定

☐ 理学療法士が「リハビリテーション」を実施

☐ 管理栄養士が「栄養食事指導」を実施
⋮

3-4
基本① 初診料
医療機関への初回受診時の料金

基本診療料の一つ「初診料」は、患者が医療機関を初めて受診したときにかかる基本的な診療報酬です。初診料は、患者の年齢や、受診時間帯によって異なる料金（加算）が設定されています。

▶▶ 初診料は年齢によって異なる

初診料は基本的には288点（2,880円）と決められています。これは、全国どの医療機関でも同じ点数です。ただし、患者の年齢や診療時間によって点数が異なります。

例えば、診療時間が朝9時〜夕方17時の医療機関を受診する場合を例に考えてみます。年齢が6歳以上の患者が、この医療機関を診療時間内に受診した場合の初診料は、基本の「288点」です。一方、年齢が6歳未満の患者が同じ時間帯に受診した場合には75点がプラスされ、「363点（288＋75）」となります。このように6歳未満の患者の場合プラスされる点数を「**乳幼児加算**」と呼び、初診料の乳幼児加算（診療時間内）は「75点」と定められています。

▶▶ 診療時間外に受診した場合

医療機関の診療時間外（上記の例の場合17時以降）に受診した場合には、上記とは別に「**時間外加算**（6歳以上の場合＋85点、6歳未満の場合＋200点）」が適用されます。

また、深夜（22時〜6時）に医療機関を受診した場合には「**深夜加算**」、休日に受診した場合には「**休日加算**」が適用されます。

例えば、6歳未満の子供が急に具合を悪くして、休日の日中の時間帯に医療機関を受診した場合の初診料は、「288点＋休日加算365点＝653点（6,530円）」となります。

▶▶「休日」とは？

　もしも土曜日に医療機関を受診した場合には休日加算は適用されるのでしょうか。診療報酬では細かく条件が定められており、休日加算については以下の規定があります。

　「**休日加算の対象となる休日とは、日曜日及び国民の祝日に関する法律（中略）に規定する休日をいう。なお、1月2日及び3日並びに12月29日、30日及び31日は、休日として取り扱う。**」

　つまり、日曜日、国民の祝日および12月29日〜1月3日の間に医療機関を受診した患者についてのみ休日加算が適用されるということになります。

▶▶ かかりつけ医機能を評価した「機能強化加算」

　「**機能強化加算**」は、専門医療機関への受診の要否などを含めた、初診時におけるかかりつけ医機能を評価した加算です。初診料だけではなく、小児かかりつけ診療料の初診時にも80点加算されます。ただし、対象となる医療機関は、地域包括診療加算などのかかりつけ医機能を評価した診療報酬を届け出ている診療所または許可病床200床未満の病院に限定されています。

初診料の点数設定		
	6歳未満	6歳以上
診療時間内	+75点※1	0（加算なし）
時間外加算	+200点	+85点
休日加算	+365点	+250点
深夜加算	+695点	+480点

ベースとなる点数

初診料　288点

※1 ただし、時間外加算、休日加算または深夜加算を算定する場合は算定できない。

3-5

基本② 再診料
2回目以降の受診時の料金

患者が医療機関を2回目以降受診した際にかかる料金が「再診料」です。診療報酬上、再診料は「再診料」「外来診療料」「オンライン診療料」の三つに分かれています。

▶▶ 再診料は医療機関の「規模」「対面 or オンライン」によって異なる

初診料の点数（288点）は全国どの医療機関でも同じですが、再診料の場合には規模の大きな医療機関とそのほかの医療機関、また対面診療かオンライン診療かによって異なっています。

医療機関の入院ベッド（病床）の数は、医療機関によって様々で100床以下から1,000床以上までと幅があります。その中で、**病床数が200床*未満の医療機関が再診を行った場合には「再診料：73点」を、200床*以上の医療機関（以下、ここでは大病院と呼びます）では、再診料ではなく「外来診療料：74点」を算定**します。

▶▶ 「外来診療料」には簡単な検査などの料金が含まれる

大病院の外来診療料と、そのほかの医療機関の再診料では大きく異なる点があります。それは、外来診療料には、簡単な検査や処置の料金が含まれていることです。

例えば、26点の尿検査を受けた場合、大病院では、その26点分は外来診療料74点に含まれますが、大病院以外の医療機関では再診料73点には含まれず、別途患者に請求されます。患者の立場からすれば、大病院を受診したほうが、医療費が安く済むといえます。大病院側からすれば、再診の場合に算定できる外来診療料は、実質的に低く設定されています。

なぜ、大病院とそのほかの医療機関では、再診料に差がつけられているのでしょうか。それは、国（厚生労働省）の「医療政策」が関係しています。

＊**200床**：基準となる200床は、一般病床と呼ばれる種類の病床数。

　大病院は「専門的な治療が必要な患者」を診療する一方、大病院以外の医療機関は、再診の患者（比較的病状が安定している患者）を診療することを国は推奨しています。そのため、大病院が再診の患者を診る場合、一種の「ペナルティー」として診療報酬の点数を低く設定しています。これにより、大病院は、再診の患者を別の医療機関に「紹介」し、主に初診の患者を診療するようになってきました。

▶▶ 再診の場合も初診料と同様に加算がつく

　再診料も初診料と同様、年齢や受診した時間帯に応じた加算が設定されています。初診料の場合よりも、点数はやや低く設定されています。

再診料・外来診療料の点数設定		
	6歳未満	6歳以上
診療時間内	+38点※1	0（加算なし）
時間外加算	+135点	+65点
休日加算	+260点	+190点
深夜加算	+590点	+420点

ベースとなる点数

大病院※2 74点※3	大病院以外 73点

※1　ただし、時間外加算、休日加算または深夜加算を算定する場合は算定できない。
※2　ここで言う大病院とは、病床数（一般病床）が200床以上の医療機関。
※3　74点には、簡単な検査や処置の代金が含まれる。

第3章　診療報酬の仕組み〈外来〉

▶▶ オンライン診療とは

　2018年度の診療報酬改定で、「**オンライン診療料**」が新設されました。オンライン診療料は、対面診療の原則のもとで、対面診療とビデオ通話などの情報通信機器を活用した診療（以下「オンライン診療」という）を組み合わせた診療計画を作成し、その計画に基づいて計画的なオンライン診療を行った場合に、**患者1人につき71点（月1回）を算定**することができます。

▶▶ 「オンライン診療料」は３月の対面診療が必要

　オンライン診療料を開始するためには、**実施しようとする直近3月の間で、毎月対面診療を行っていなければなりません。**また対象疾患は、これまでは「**(1) 特定疾患療養管理料や地域包括診療料などの医学管理料のうちいずれかを算定している患者**」のみでしたが、今回の改定で、「**(2) 一部の在宅自己注射を行っている患者**」や「**(3) 慢性頭痛患者**」へも対象が拡がりました。

　また緊急時の対応についても、原則、算定する医療機関が対応することとしていますが、夜間や休日などやむを得ず対応できない場合は、事前に受診可能な医療機関を患者に説明し計画の中に記載しておくことで、算定ができるように見直されました。

　このように、これまでの遠隔診療はへき地や離島などで対面医療が困難な患者だけが対象でしたが、近年のオンライン診療は、対象疾患はあるものの、幅広い患者への利用が可能になり、より算定しやすくなってきたといえます。オンライン診療の普及によって通院困難感が解消し、治療継続率が向上し、かかりつけ医機能が強化されることが期待されています。

▶▶ 入院だけでなく、外来も機能分化が必要

　前述のとおり国は、大病院には専門的な治療が必要な患者を診療することを推奨し、大病院以外の医療機関には比較的病状が安定している再診患者を診療することを推奨しています。**医師の働き方改革に伴う勤務医の負担軽減という観点からも、このような外来の機能分化は大きなテーマ**となっています。

　そこで2020年度診療報酬改定では、紹介状なしで外来受診した患者から定額

負担を徴収する責務がある医療機関の対象範囲を、**「特定機能病院及び許可病床数400床以上の地域医療支援病院」**から**「特定機能病院及び地域医療支援病院（一般病床200床未満を除く）」**に拡大しました。

このように、日本の医療体制がよりよくなるよう、国は診療報酬を通じて、入院だけでなく外来における機能分化も推進しています。

オンライン診療の対象疾患と診療イメージ

対象疾患

（1）次のうち、いずれかを算定している患者
①特定疾患療養管理料、②地域包括診療料、③小児科療養指導料、④認知症地域包括診療料、⑤てんかん指導料、⑥生活習慣病管理料、⑦難病外来指導管理料、⑧在宅時医学総合管理料、⑨糖尿病透析予防指導管理料、⑩精神科在宅患者支援管理料

（2）在宅自己注射指導管理料を算定している患者であって、糖尿病、肝疾患（経過が慢性のものに限る）または慢性ウイルス肝炎に対する注射薬を使用しているもの

（3）事前の対面診療、CTまたはMRI及び血液学的検査等の必要な検査で一次性頭痛と診断されている慢性頭痛患者

対面とオンライン診療の組み合わせイメージ（初診から最短でオンライン診療を開始する場合）

○：対面診療（再診）●：オンライン診療

1月目	2月目	3月目	4月目	5月目	6月目
初診	○	○	○	●	●

3月の対面診療　　オンライン診療を組み合わせる

7月目	8月目	9月目	10月目	11月目	12月目
○	●	●	○	●	●

3-6

特掲① 医学管理
医師などによる医学的管理・指導

　ここからは、特掲診療料（オプション料金に相当）の各項目を解説していきます。一つ目は「医学管理」と呼ばれる項目です。医学管理は、医師などが患者に対して医学的に必要な管理・指導を行った際の診療報酬です。

▶▶ 医学管理の種類は様々

　医学管理は、ある特定の病気を患う患者に対して、医師などが医学的な管理や指導を行った際に「算定」する診療報酬です（診療報酬を患者に請求することを一般的に「**算定**」といいます）。入院患者を対象としたものも含めると50種類以上あります。以下では、その一部を紹介します。

▶▶ 特定疾患療養管理料

　「**特定疾患療養管理料**」は、生活習慣病などの特定の病気（糖尿病、高血圧症、がんなどの32疾患のうちいずれか）を抱える患者に対して、服薬や運動、栄養などに関する管理を行った場合に算定する診療報酬です。高齢者の抱える病気を総合的に管理するための診療報酬といえます。

　なお、特定疾患療養管理料は、200床以上の医療機関では算定することができない決まりとなっています。この管理料の対象となる患者は、大病院ではなく、身近な医療機関が診療を担当することを国は想定しているためです。

▶▶ 栄養食事指導料

　医学管理は、医師だけでなく、医師の指示に基づいて他の専門職が行うものもあります。例えば、「**栄養食事指導料**」は、がん患者や低栄養状態にある患者などに対して、管理栄養士が献立などを作成して指導を行った場合に算定します。初回はおおむね30分以上、2回目以降はおおむね20分以上の指導を行う決まりです。

　2020年度診療報酬改定では、**外来や在宅患者に対する栄養食事指導を推進す**

るために、**2回目以降は情報通信機器などを活用して実施した場合でも算定ができるようになりました**。外来における栄養食事指導の継続的なフォローアップを行うことが1つの狙いとみられます。

▶▶ 地域包括診療料

外来の機能分化の観点から主治医機能を評価した点数です。再診料の加算である「地域包括診療加算」が「診療所が対象の出来高点数」であるのに対し、地域包括診療料は「**診療所と許可病床200床未満の病院が対象の包括点数**」です。脂質異常症、高血圧症、糖尿病または認知症のうち2以上を有する患者に対し、主治医が療養上の指導や服薬管理、在宅対応などを含めた包括的な管理を行っている場合に、月1回あたり1,660点（地域包括診療料1の場合※）算定できます。包括点数ですが、薬剤料は出来高で算定でき、点数としては高めに設定されています。また当加算の"認知症版"として、「**認知症地域包括診療料**」があります。算定するためには、地域包括診療料の届出を行っている必要があります。

▶▶ 算定漏れがないか確認

上記以外にも「**ニコチン依存症管理料**」「**てんかん指導料**」「**小児特定疾患カウンセリング料**」「**皮膚科特定疾患指導管理料**」など様々な医学管理があり、医療機関は対象となる患者について「取り漏れ」がないよう確認が必要です。

医学管理の一例

- □「ニコチン依存症」を患う患者　……………　ニコチン依存症管理料
- □「高血圧症」を患う患者　………………　特定疾患療養管理料
- □「低栄養状態」にある患者　……………　栄養食事指導料
- □「てんかん」を患う患者　………………　てんかん指導料
- □「気分障害」を患う15歳未満の患者　……　小児特定疾患カウンセリング料
- □「帯状疱疹」を患う患者　………………　皮膚科特定疾患指導管理料

※…1の場合：「外来診療から訪問診療への移行に係る実績要件」を満たさない場合は地域包括診療料2（1600点）。

3-7

特掲② 在宅医療
入院や外来に次ぐ第3の医療

病院ではなく住み慣れた自宅での療養生活を望む患者に対して、患者の自宅などで治療を行う医療を「在宅医療」といいます。詳細は第7章で解説していますので、ここでは在宅医療における診療報酬の大枠を解説します。

▶▶ 在宅医療の診療報酬体系

在宅医療の診療報酬は、①在宅患者診療・指導料、②在宅療養指導管理料、③薬剤料、④特定保険医療材料料の四つの区分に分かれています。近年、在宅医療は入院医療や外来医療に次ぐ第3の医療として必要性が高まってきており、その診療報酬体系は、徐々に複雑化してきています。主に**「在宅医療を提供する医療機関の種類」**、**「在宅医療を受ける患者の状況」**、**「訪問診療の回数や人数」**の三つにより、点数が細分化されています。

▶▶ 診療報酬に影響する3つの要因

在宅医療は主に三つの要因によって、算定できる点数が変わってきます。

一つは「在宅医療を提供する医療機関の種類」です。主に**在宅療養支援診療所または在宅療養支援病院であるかないか、機能強化型であるかないか、病床を有するか有しないか**により、点数が区分されています。

二つ目は、「在宅医療を受ける患者の状況」によっても点数が変わってきます。具体的には**「重症患者（※特掲診療科の施設基準等 別表第8の2に規定）」**の場合には点数が高く設定されています。また**「要介護2以上など一定の状態にある患者の場合」**には、包括支援加算（150点）が算定できます。さらには、患者の居住場所によっても、点数が細分化されています。居宅であれば在宅時医学総合管理料、グループホームなどの施設であれば施設入居時等医学総合管理料を算定することになります。点数は施設患者よりも、居宅患者などに算定する在宅時医学総合管理料のほうが高く設定されています。

そして、三つ目が「訪問診療の回数や人数」です。訪問回数については「**月2回以上**」か「**月1回**」で区分されています。また訪問人数については、「**1人**」「**2人以上9人以下**」「**それ以外**」の場合で区分されています。

▶▶ 居宅患者1人あたり月間収入は約5万円

　例えば、在宅療養支援診療所でないクリニックが、重症患者などではない居宅患者に月2回訪問診療した場合、主な診療報酬としては「在宅患者訪問診療料（888点／回）」と「在宅時医学総合管理料（2,750点／月）」が算定されます。その他に居宅療養管理指導（介護報酬294単位／回）が算定できます。そうすると合計で、月当たり51,140円であり、通常外来よりも診療報酬は充実しています。地域包括ケアシステム構築に向けて、在宅医療の充実は重要な課題であり、国としても在宅医療を推進していきたい狙いがみてとれます。

在宅医療の診療報酬に影響する三つの要因

【在宅医療を提供する医療機関の種類】
- 機能強化型在支診/在支病（病床あり）
- 機能強化型在支診/在支病（病床なし）
- 在支診/在支病
- 上記以外

在宅医療

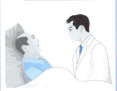

【在宅医療を受ける患者の状況】
①患者の状態
- 重症患者
- 要介護2以上など一定の状態にある患者の場合
- 上記以外
②居住場所
- 居宅
- グループホームなどの施設

【訪問診療の回数や人数】
①訪問回数
- 月2回以上
- 月1回
②訪問人数
- 1人
- 2人以上9人以下
- 10人以上

・在支診…在宅療養支援診療所の略
・在支病…在宅療養支援病院の略

3-8

特掲③ 検査
血液検査や内視鏡検査など

三つ目の特掲診療料として「検査」について解説します。医療機関では、患者の病気の診断を行うため、医師や臨床検査技師が様々な検査を行っています。検査は、大きく分けて「検体検査」と「生体検査」があります。

▶▶ 患者の検体を検査する「検体検査」

誰もが経験したことのある身近な検査としては、血液検査や尿検査が思い浮かぶと思います。このように人体から採取した（排出された）検体を使って、身体の異常を調べる検査を「**検体検査**」といいます。

検体検査の診療報酬は、検体を採取する料金（**診断穿刺・検体採取料**）、採取した検体を検査する料金（**検体検査実施料**）、そして、検査した結果を判断する料金（**検体検査判断料**）の三つを合計した点数となっています。

例えば、血液検査の一つ「末梢血液一般検査（21点）」を実施した場合、検査実施料のほかに、検体採取料の血液採取35点、検査判断料125点が加算され、合計181点となります。

> ＜検査実施料＞末梢血液一般検査：21点
> ＜検体採取料＞血液採取（静脈）：35点
> ＜検査判断料＞血液学的検査判断料：125点
> ⇒合計：181点

▶▶「検体検査」の種類は様々

検体検査の種類はおよそ300あり、個々に検査実施料が定められています。大まかな区分としては次の六つに分類されています。

①尿・糞便等検査

②血液学的検査

③生化学的検査（Ⅰ）

④生化学的検査（Ⅱ）

⑤免疫学的検査

⑥微生物学的検査

▶▶ 様々な機器を使って病気を調べる「生体検査」

　検査には、検体検査のほかに「**生体検査**」と呼ばれるものがあります。生体検査は、心電図、超音波、内視鏡（胃カメラ）など、様々な機器を使って身体の異常を調べる検査のことです。

　生体検査の診療報酬は約100種類あり、実施した「**生体検査料**」のみを基本的に算定します（判断料は検査料に含まれています）。例えば、内視鏡検査を行った場合、上行結腸（じょうこうけっちょう）と呼ばれる部位は1,550点、下行結腸（かこう）は1,350点と定められています。

　また、内視鏡検査などで、がんの疑いのある組織・細胞を採取した場合には、診断穿刺・検体採取料を別途算定します（このとき採取した細胞をもとに行う病理診断については、「特掲⑬病理診断」で解説します）。

	検査の種類と診療報酬	
	検体検査	生体検査
検査の概要	人体から採取した検体を対象とした検査 （尿・糞便等検査、血液学的検査、生化学的検査、免疫学的検査など）	各種機器を用いて身体の異常を調べる検査 （呼吸循環機能検査、超音波検査、脳波検査、内視鏡検査など）
診療報酬の算定構造	診断穿刺・検体採取料 ＋ 検体検査実施料 ＋ 検体検査判断料	生体検査料 ＋ （診断穿刺・検体採取料）

3-9
特掲④ 画像診断
レントゲン撮影、CTスキャンなど

特殊な機器を用いて体内を画像撮影し、病気の診断を行う「画像診断」の診療報酬について解説します。画像診断には、エックス線診断、コンピューター断層撮影診断、核医学診断の三つがあります。

▶▶ 患者の体内を可視化して病気を診断

患者の体内を可視化し、病気の診断を行う医療行為を「**画像診断**」と呼びます。

一般的なものとしては「エックス線撮影（一般にはレントゲン撮影ともいいます）」があり、エックス線で体内を可視化し、骨折や肺がんなどの診断に用いられています。

最近では、技術の進歩に伴い、「CT（コンピューター断層撮影）」や「MRI（磁気共鳴画像）」、さらには「PET（陽電子放射断層撮影）」といった高度な画像撮影も一般的になってきました。医療機関では、診療放射線技師と呼ばれる専門職が画像の撮影を主に担当し、医師は撮影した画像をもとに診断を行っています。

▶▶ 画像診断の診療報酬は3種類

画像診断の診療報酬は、大きく3種類に分類されています。「**エックス線診断**」「**コンピューター断層撮影診断**」「**核医学診断**」の三つです。

エックス線診断は、レントゲン撮影による画像診断です。カメラと同様、以前はフィルムを用いたアナログ撮影が一般的でしたが、今はデジタル化され、パソコン上で撮影した画像を確認することができます。診療報酬上も、アナログ撮影とデジタル撮影で異なる点数が設定されています。

コンピューター断層撮影診断は、CTあるいはMRIを用いた画像診断のことをいいます。レントゲン撮影では2次元の画像しか得られませんでしたが、CTやMRIでは体内の断面を3次元的に可視化することができ、病気の診断をより精密に行うことができます。

核医学診断は、他の画像撮影では発見がしづらかった体内の病気の部位などを特定することができる画像診断で、PETやシンチグラムといった撮影手法があります。レントゲン撮影やCT撮影では、体の外から放射線（エックス線）を照射して体内を可視化しますが、PETやシンチグラムでは放射性の薬剤を体内に投与して、その薬剤が集まっている部位（病変）を体外の検出器で測定します。CTなどでは発見が難しい微小ながんを見つける際などに用いられます。

▶▶ 画像診断は「撮影料」と「診断料」に分かれている

画像診断の診療報酬は、画像を撮影する「**撮影料**」と、撮影した画像を医師が見て判断する「**診断料**」に分かれています。エックス線診断であれば「写真診断」、コンピューター断層撮影診断であれば「コンピューター断層撮影診断」、核医学診断であれば「核医学診断」の診断料が各々かかります。

画像診断の種類と診療報酬

	エックス線診断 （レントゲン撮影）	コンピューター 断層撮影診断	核医学診断
	エックス線を用いた 一般的な画像診断方法	CTあるいはMRIと呼ばれる 機器を用いた画像診断方法	放射性薬剤を用いて、がん の病巣などを診断する方法
撮影料	アナログ撮影 デジタル撮影 など	CT撮影 MRI撮影 など	ポジトロン断層撮影 シンチグラム など
診断料	写真診断	コンピューター断層診断	核医学診断

3-10
特掲⑤ 投薬
薬剤師による薬の調剤など

医師が患者に薬を処方した際には、投薬に関する診療報酬を算定します。投薬では、医師による「処方料」と、薬剤師による「調剤料」がかかります。院外処方の場合には、処方箋料のみを算定します。

▶▶ 医師が処方し、薬剤師が調剤

医療機関が患者に薬を出すことを「**投薬**」といいます。投薬では、まず医師が薬を処方（薬の種類や調合法などを薬剤師に指示）し、その指示に従って薬剤師が薬を患者に提供（調剤）しています。そのため、投薬の診療報酬として「**処方料**」と「**調剤料**」がかかり、別途、薬代として「**薬剤料**」がかかります。

▶▶ 多数の薬を処方する場合、処方料は減点

処方料は基本的に1回につき42点と定められていますが、多数の種類の薬を同時に処方する場合、点数が低く設定されています。具体的には、7種類以上の内服薬を投与する場合には29点、また、3種類以上の抗精神病薬を投与する場合には18点となっています。同時に多くの薬を投与することは副作用のリスクを伴うことから、同時に多くの薬を処方する場合、ペナルティーとして処方料の点数が低く抑えられています。

▶▶ 調剤料は薬の種類で異なる

調剤料は、医師の指示（処方）に基づき、薬剤師が薬を患者に提供した際に算定する診療報酬です。薬剤師の調剤にかかる技術料に相当します。

調剤料は、内服薬の場合11点、外用薬（塗り薬など）の場合8点となります（1回の処方ごと）。ただし、入院患者の場合には一律に1日7点と定まっています。また、薬剤師が常時勤務する医療機関で投薬を行った場合には、調剤技術基本料として、外来では14点、入院では42点を算定します（以下の院外処方の場合を除く）。

また、薬自体の料金として、「薬剤料」が別途かかります。

▶▶ 院外処方の場合は、処方箋料のみ

現在、医療機関の7割以上は、院内ではなく院外（薬局）で薬を調剤し、患者に薬を処方しています。医療機関で薬を調剤することを「**院内処方**」、薬局で薬を調剤することを「**院外処方**」といいます。

医療機関が院外処方をする場合、医療機関の医師が、薬の種類や量、服用法などを記載した「処方箋」を患者に発行します。患者は、処方箋を薬局に提出し、薬局は処方箋の内容に基づき、薬の調剤を行います。

院外処方の場合、医療機関では診療報酬として「**処方箋料**」のみを算定します。調剤料や薬剤料は、薬局で患者が支払う形となります。患者が薬局に支払う「調剤報酬」については、第10章で解説します。

第3章 診療報酬の仕組み〈外来〉

投薬（処方）の種類と診療報酬

	院内処方	院外処方
	医療機関内で薬を調剤	薬局で薬を調剤
診療報酬	処方料 ＋ 調剤料・調剤技術基本料 ＋ 薬剤料 ※入院患者については処方料はかからない	処方箋料 ※調剤料や薬剤料は薬局にて支払い

3-11
特掲⑥ 注射
点滴や抗がん剤の注射など

医療機関で患者が注射を受けた場合、その技術料として「注射（実施）料」がかかります。注射実施料は、注射する部位（皮下、静脈、中心静脈）などに応じて種類が分かれており、それぞれ点数も異なっています。

▶▶ 注射の診療報酬は20種類程度

注射は、医師あるいは医師の指示のもとで看護師によって行われます。診療報酬では、注射の種類に応じて「**注射実施料**」を算定します。注射実施料は、注射する部位などによっていくつかの種類があり、それぞれに異なる点数が設定されています。

例えば、患者に点滴を行った場合は「**点滴注射**」、静脈に注射を行った場合は「**静脈内注射**」、中心静脈カテーテルを通して中心静脈に薬液を投与した場合は「**中心静脈注射**」を算定します。注射実施料は、全部で20種類ほどあります。

▶▶ 薬液の量によって異なる点滴注射の点数

点滴注射の点数は、注射した薬液の量によって異なっています。1日の注射量が500ml以上の場合98点ですが、注射量が500mlに満たない場合は49点となります（6歳未満で1日の注射量が100ml以上の場合は99点）。そのほか、静脈内注射は1回につき32点、中心静脈注射は1日につき140点などと定まっています。

▶▶ 外来で抗がん剤を注射する場合、加算を算定

がん治療の一つとして「化学療法」と呼ばれる治療法があります。抗がん剤を注射などで体内に投与し、がん細胞の増殖を抑えるなどの効果が期待できます。

化学療法は、以前は入院して行うことが当たり前でしたが、近年では医療機関の外来に通院しながら行うようになってきました。外来で化学療法を行えるようになったことで、患者にとっては日常生活を送りながら治療を受けることができると

いうメリットがあります。

　外来で化学療法を行う場合、診療報酬では、注射実施料に加えて「**外来化学療法加算**」を算定します。ただし、外来化学療法加算を算定するためには、専用の治療室などを設置することが定められています。

▶▶ そのほかの注射の加算

　そのほか、特殊な注射を実施した場合には各種加算があります。

　「**生物学的製剤注射加算**」は、ワクチンなどを使用した場合に、注射実施料とは別に算定します。「**精密持続点滴注射加算**」は、自動輸液ポンプを用いてゆっくりと薬剤を注入した場合に算定します。また、クリーンベンチ（無菌作業台）などで、滅菌管理が必要な注射薬を調剤した場合には、「**無菌製剤処理料**」を算定します。

注射の種類と診療報酬

注射実施料

- □ 皮内、皮下および筋肉内注射
- □ 静脈内注射
- □ 点滴注射
- □ 中心静脈注射
- □ 骨髄内注射
- □ 脳脊髄腔注射
- □ 関節腔内注射
- など

＋

加算など

- □ 生物学的製剤注射加算
- □ 精密持続点滴注射加算
- □ 麻薬加算
- □ 外来化学療法加算
- □ 無菌製剤処理料

＋

薬剤料・材料料

3-12
特揭⑦ リハビリテーション
機能回復のためのリハビリ治療

　医療機関では、身体機能の回復を目的として、理学療法士など国家資格をもつ専門職によって「リハビリテーション」が行われます。リハビリテーションの診療報酬は対象とする疾患などによって区分されています。

▶▶ リハビリテーション料は疾患などによって異なる

　脳梗塞などを発症して体に麻痺が残った場合、身体機能を回復させるために、リハビリテーション治療を受けます。リハビリテーションの診療報酬は、疾患などに応じて10種類程度に分類されています。

　近年は高齢者が増加し、治療後の寝たきりを防ぐなどの観点からリハビリテーションの重要性がますます高まっています。診療報酬上もリハビリテーション料は比較的高い点数が設定されており、国もリハビリテーションの推進を図っています。

▶▶ 脳血管疾患等リハビリテーション料

　脳梗塞や、くも膜下出血を発症した患者、脳腫瘍などで手術を行った患者に対してリハビリテーションを実施した場合、「脳血管疾患等リハビリテーション料」を算定します。パーキンソン病などの神経筋疾患や、高次脳機能障害の患者なども対象となります。

▶▶ 運動器リハビリテーション料

　「運動器リハビリテーション料」は、主に転倒などによって大腿骨頚部骨折（股関節の骨折）や脊椎圧迫骨折を患った高齢者が対象になります。骨折以外にも、関節の摩耗によって変形性関節症を患い、手術で人工関節に置き換えた患者なども運動器リハビリテーションの対象となります。

▶▶ そのほかのリハビリテーション料

　急性心筋梗塞や狭心症発作などの患者は、「**心大血管疾患リハビリテーション料**」、廃用症候群を発症した患者には「**廃用症候群リハビリテーション料**」、摂食機能障害をもつ患者については「**摂食機能療法**」を算定します。そのほか、「**がん患者リハビリテーション料**」、「**難病患者リハビリテーション料**」などがあります。

▶▶ 早期のリハビリテーションには加算がつく

　脳血管疾患など一部のリハビリテーション料については、発症から30日までは「**早期リハビリテーション加算**」として30点、さらに、発症から14日までは「**初期加算**」として45点がつきます（両加算合わせて14日までは計75点）。より早期のリハビリテーションを推奨するため、発症初期の点数を高く設定しています。

リハビリテーションの一例

	対象となる患者
心大血管疾患リハビリテーション料	急性心筋梗塞、狭心症発作など
脳血管疾患等リハビリテーション料	脳梗塞、脳出血、くも膜下出血、パーキンソン病など
廃用症候群リハビリテーション料	急性疾患などに伴う安静による廃用症候群
運動器リハビリテーション料	上・下肢の複合損傷、脊椎損傷による四肢麻痺、体幹・上・下肢の骨折など
呼吸器リハビリテーション料	肺炎、無気肺、肺腫瘍、胸部外傷など
難病患者リハビリテーション料	ベーチェット病、多発性硬化症、重症筋無力症など
がん患者リハビリテーション料	がんと診断された患者で手術などを行う患者
摂食機能療法	摂食機能障害を有する患者

3-13

特掲⑧ 精神科専門療法
精神病患者への専門的治療

近年、認知症などの精神疾患の患者が増加しています。精神疾患の患者への治療は主に精神科を標榜する医療機関で行われており、医師によるカウンセリングやグループ単位で対人関係を学ぶ精神療法などがあります。

▶▶ 精神疾患の患者は400万人以上

認知症を含む精神疾患を患う患者数は、現在、全国でおよそ420万人に上ります（厚生労働省2017年患者調査）。代表的な精神疾患としては、「統合失調症」「うつ病」「不安障害」「認知症」などがあります。また、精神科をもつ医療機関に入院している患者は、およそ30万人います。近年は、統合失調症の患者は減少傾向にありますが、少子高齢化を背景として認知症の患者が大幅に増加することから、その対策が急務となっています。

▶▶ 様々な精神科専門療法

精神疾患の患者への治療は、主に精神科を標榜する医療機関で行われます。診療報酬上は、「**精神科専門療法**」という項目の中でおよそ20種類の治療法に分類されています。精神科の専門医師によるカウンセリングや、個人やグループ単位での活動を通して社会適応能力の向上を図るものなど種々の治療法があります。

▶▶ 専門医師による精神療法

精神科の専門医師による治療法としては、「**通院・在宅精神療法**」「**認知療法・認知行動療法**」「**心身医学療法**」などがあります。例えば、認知療法・認知行動療法は、気分障害やパニック障害、心的外傷後ストレス障害などの患者に対して、認知の偏りを修正して問題解決を手助けする精神療法の一つです。

▶▶ グループを形成して対人関係を学ぶ

医師と1対1の形式ではなく、集団で行う精神療法もあります。「**通院集団精神療法**」は、患者同士がグループを形成し（1回につき10人まで）、話し合いや劇などを通じて自己表現を行い、対人関係の作り方や社会適応技術の習得を図る治療法です。

▶▶ 社会復帰を図るための種々の活動を実施

グループで趣味やスポーツなどの活動を通じて、精神症状の回復を図る治療法もあります。「**精神科ショート・ケア**」「**精神科デイ・ケア**」は、社会生活機能の回復を目的として、グループごとに日中に活動を行います。「**精神科ナイト・ケア**」は、午後4時以降、社会復帰のための種々の活動を行う精神療法です。

第3章 診療報酬の仕組み〈外来〉

精神科専門療法の一例	
	治療方法の概要
通院・在宅精神療法	統合失調症、躁うつ病などの患者に社会適応能力などの向上を図るための助言などを行う治療法
認知療法・認知行動療法	うつ病などの気分障害、強迫性障害などの患者に対して、認知の偏りを修正するなどの治療法
心身医学療法	心身症の患者について、カウンセリング、行動療法などにより回復を図る治療法
通院集団精神療法	対人関係の相互作用を通じた社会適応技術の習得などにより病状の改善を図る治療法
精神科作業療法	社会生活機能の回復を目的として行うもので、1日2時間の作業を標準としたもの
精神科ショート・ケア	1日3時間を標準としてグループ単位で趣味やスポーツを行い、地域社会への復帰を図るもの
精神科ナイト・ケア	午後4時以降、4時間を標準として、社会生活機能の回復を目的とした活動を行うもの
精神科在宅患者支援管理料	入退院を繰り返し病状が安定しない患者などに定期的に訪問診療・訪問看護を実施

3-14

特掲⑨ 処置
ケガの手当て、人工呼吸など

　医療機関で傷の手当てを受けたり、骨折した足をギプスで固定してもらったりすることを診療報酬では「処置」といいます。処置の内容は多岐にわたり、包帯を巻いた面積などによっても点数が細かく規定されています。

▶▶ 処置の内容は多種多様

　処置には、ケガの手当てから、救命のため行う心臓マッサージ、皮膚科のレーザー療法など数多くの種類があり、内容に応じて次の10項目に区分されています（①**一般処置**、②**救急処置**、③**皮膚科処置**、④**泌尿器科処置**、⑤**産婦人科処置**、⑥**眼科処置**、⑦**耳鼻咽喉科処置**、⑧**整形外科的処置**、⑨**栄養処置**、⑩**ギプス**）。

▶▶ ケガの面積によって診療報酬は異なる

　一般処置としては、ケガ（創傷）・やけど・床ずれの手当てや、酸素吸入などが該当します。ケガの手当ての診療報酬は、包帯などで覆う面積によって点数が異なり、100cm²未満は52点、100cm²以上500cm²未満は60点などと決まっています。なお、処置のために使用する包帯やガーゼの費用は、患者に別途請求することはできない決まりです（処置の診療報酬に包帯などの費用は含まれるという考え方のため）。

▶▶ 実施時間によって異なる点数

　救急処置としては、人工呼吸や心マッサージなどが該当します。人工呼吸の点数は時間によって異なり、30分以内の場合242点、30分を超える場合30分ごとに50点が加算されるルールとなっています。同様に、心マッサージも実施時間によって点数が決められています。

▶▶ 固定部位によって点数が異なるギプス

骨折などのため、ギプスで固定した場合には、ギプスの点数を算定します。ギプスの点数は、固定する部位によって異なり、「鼻」は310点、「手・足」は490点、「鎖骨」は1,250点などと決まっています。

▶▶ 簡単な処置の費用は基本診療料に含まれる

そのほか、耳鼻咽喉科であれば鼻吸引やネブライザー、皮膚科であれば軟膏処置や皮膚レーザー照射などについて点数が各々定められています。なお、点眼や鼻洗浄、範囲の狭い手当てなど簡単な処置については、基本診療料（初診・再診料）に当該費用が含まれるという考え方のため、患者に別途費用を請求することはできない決まりです。

処置の一例	
	処置の例
一般処置	ケガ・やけど・床ずれの手当て、酸素吸入など
救急処置	人工呼吸、心マッサージ、胃洗浄など
皮膚科処置	軟膏処置、皮膚レーザー照射療法など
泌尿器科処置	留置カテーテル設置、膀胱洗浄、導尿など
産婦人科処置	子宮出血止血法、羊水穿刺など
眼科処置	結膜異物除去、眼処置など
耳鼻咽喉科処置	耳処置、耳洗浄、鼻吸引、ネブライザーなど
整形外科的処置	湿布処置、腰部固定帯固定、介達牽引など
栄養処置	鼻腔栄養、滋養浣腸
ギプス	ギプスの使用（部位により異なる点数）

3-15
特掲⑩ 手術
外科医によるオペ・執刀

　医療機関で患者が手術を受けた場合は、「手術料」の診療報酬がかかります。手術には数多くの種類があり、技量が求められる手術ほど高い点数が設定されています。また、輸血を行った場合は「輸血料」が請求されます。

▶▶ 手術の種類は1,000項目以上

　医師の専門は、大きく内科系と外科系とに分かれており、外科系の医師が用いる代表的な治療法が「手術」です。手術には多数の種類があり、診療報酬では1,000以上の項目があります。手術の点数は、一般に難易度が高い手術であるほど高い点数が設定されています。以下では、一例を挙げて解説します。

▶▶ 骨折観血的手術

　複雑な骨折や、関節周辺を骨折した場合などに行われる手術が「**骨折観血的手術**」です。観血的手術というのは、出血の可能性のある手術のことをいいます。通常の骨折の治療では、骨折した部位をギプスで固定する処置が行われますが、骨折観血的手術では、手術で骨を正常な位置に戻し、ネジやプレートなどで骨を固定します。

　骨折観血的手術の点数は、「肩甲骨、上腕、大腿」の場合は18,810点、「前腕、下腿、手舟状骨[＊]」は15,980点、そのほかの部位は11,370点となっています。なお、手術で使用したネジやプレートなど診療報酬ルールで定められた材料の費用は、手術料に含まれず、別途患者に請求します。

▶▶ 胃切除術（悪性腫瘍手術）

　胃がんなどの治療のため、胃の一部またはすべてを取り除く手術を「**胃切除術**」といいます。近年は、お腹を切り開く「**開腹術**」でなく、お腹に小さな穴を開けて特殊な器具を挿入する「**腹腔鏡下手術**」も行われるようになってきました。

＊**手舟状骨**：手首にある八つの小さな骨「手根骨（しゅこんこつ）」の一つ。

胃切除術の診療報酬は、開腹術の場合55,870点、腹腔鏡下手術の場合64,120点となっています（両者とも悪性腫瘍を対象とした手術の点数）。手術の難易度などの観点から、腹腔鏡下手術のほうが開腹術に比べて高い点数が設定されています。

▶▶ 輸血を行った場合は「輸血料」を算定

手術の有無に関わらず、患者に輸血を行った場合には「**輸血料**」を算定します。輸血した血液の量が200mlまでは450点、200mlを超える場合は200mlごとに350点が加算されます。また、手術前に患者から採血を行い、保存した場合には「**自己血貯血**」を算定します。保存した血液を輸血した際には「**自己血輸血**」を算定します。

手術の種類と診療報酬

手術料

皮膚切開術、皮膚移植術、骨折観血的手術、人工関節置換術、頭蓋内血腫除去術、脳血管内手術、水晶体再建術、鼓膜形成手術、上咽頭ポリープ摘出術、顎関節形成術、乳腺腫瘍摘出術、肺切除術、食道狭窄拡張術、経皮的冠動脈ステント留置術、弁形成術、ペースメーカー移植術、ヘルニア手術、内視鏡的胃・十二指腸ポリープ・粘膜切除術、胃切除術、急性膵炎手術、虫垂切除術、尿管結石術、経尿道的前立腺手術、帝王切開術　など

輸血料

薬剤料・材料料

3-16

特掲⑪ 麻酔
全身麻酔や局所麻酔など

手術の際に実施した麻酔の種類（全身麻酔や局所麻酔など）に応じて、麻酔料が異なります。また、体の痛みを緩和するために、ペインクリニックなどで麻酔薬を注射した場合には、神経ブロック料がかかります。

▶▶ 手術時に行う麻酔と、痛みを緩和するための麻酔

診療報酬の「麻酔」には、手術の際に行われる麻酔のほか、体の痛みを緩和するため麻酔薬などを注射する「神経ブロック」と呼ばれる治療も含まれます。

手術の際に行う麻酔としては、大きく「**全身麻酔**」と「**局所麻酔**」に分類され、それぞれにいくつかの手技があり、手技に応じて点数が設定されています。

▶▶ 全身麻酔

全身麻酔の手法としては、静脈に麻酔薬を注射する「**静脈麻酔**」と、ガス麻酔器を用いた「**閉鎖循環式全身麻酔**」などがあります。

静脈麻酔の診療報酬は、麻酔の実施時間が10分未満の場合は120点、10分を超える場合は600点（常勤の麻酔科医が行う場合1,100点）を算定します。

閉鎖循環式全身麻酔では、実施する手術内容によって点数が異なります。心臓手術の際などに行う麻酔には一定の技量が求められるため、高い点数が設定されています。また、心不全や糖尿病などを患う「麻酔困難な患者」に対する麻酔の場合も点数が高くなります。

▶▶ 局所麻酔

局所麻酔の手法としては、麻酔薬を注射する部位によって「**脊椎麻酔**」「**硬膜外麻酔**」などがあります。脊椎麻酔では、下半身のみに麻酔を効かせることができます。また、硬膜外麻酔は、麻酔薬の注入部位によって麻酔を効かせたい範囲を変えることができ、その範囲に応じて点数も異なります。

▶▶ 麻酔料の加算

　常勤の麻酔科医が患者への診察と麻酔を行った場合、「**麻酔管理料**」が別途加算されます。また、緊急手術で、時間外に麻酔を行った場合には「**時間外加算**」、休日に麻酔を行った場合には「**休日加算**」がかかります。

▶▶ 神経ブロック

　神経痛などの各種痛みを緩和するために、局所麻酔薬などを注射する治療方法を神経ブロックと呼びます。神経ブロックの診療報酬は、対象とする部位に応じて異なり、例えば「**眼神経ブロック**」は800点、「**腰部交感神経節ブロック**」は570点、「**坐骨神経ブロック**」は90点などと決まっています。

麻酔の種類と診療報酬

麻酔料	神経ブロック料
□ 静脈麻酔 □ 閉鎖循環式全身麻酔 □ 脊椎麻酔 □ 硬膜外麻酔 □ 迷もう麻酔 □ 筋肉注射による全身麻酔、注腸による麻酔 □ 上・下肢伝達麻酔 　など	□ 神経根ブロック □ 眼神経ブロック □ 腰部交感神経節ブロック □ 星状神経節ブロック □ 顔面神経ブロック □ 肋間神経ブロック □ 下垂体ブロック □ 下顎神経ブロック □ 坐骨神経ブロック 　など

薬剤料・材料料

第3章　診療報酬の仕組み〈外来〉

3-17
特掲⑫ 放射線治療
放射線を用いたがん治療法

　放射線治療は、がんの治療方法の一つで、体外あるいは体内から放射線を照射して、がん細胞の消滅や縮小を図ります。放射線治療には、高性能な機器が必要とされ、現在も新たな治療技術の開発が行われています。

▶▶ がんの三大療法「手術」「抗がん剤」「放射線治療」

　がん治療の一つである「放射線治療」は、エックス線やガンマ線などの放射線を体に照射して、がんの成長を遅らせたり、腫瘍を小さくしたりする目的で行う治療法です。手術や化学療法（抗がん剤治療）と併用して行われる場合もあります。

　日本では、がん患者の約25％が放射線治療を受けていますが、米国ではおよそ66％のがん患者が放射線治療を受けており、日本は諸外国に比べて放射線治療の実施率が低いことが指摘されています（数値は2012年のもの。出典：（公社）日本放射線腫瘍学会）。そのため今後は、放射線治療を行う患者がさらに増えていくものと予想されます。

▶▶ 放射線治療は大きく二つ

　放射線治療は、体の外から放射線を当てて治療する「**外部照射**」と、体の内部から放射線を当てる「**内部照射**」に分類されます。現在は、外部照射による治療が主に行われています。

▶▶ 外部照射

　外部照射は、大型の装置を用いて、体の外から、がんの部位に放射線を照射する治療法です。使用する放射線にはいくつかの種類があり、エックス線やガンマ線のほか、近年では粒子線を用いた治療も行われるようになってきました。粒子線は、エックス線とは異なり、体内で放射線のエネルギーが減衰することなく、がんの病巣部位を照射することができるという特長があります。

　放射線治療には、高度な医療機器を使用することから、点数は比較的高額となります。例えば、「**ガンマナイフによる定位放射線治療**」は50,000点、「**直線加速器による放射線治療**（定位放射線治療）」は63,000点、「**粒子線治療**」は187,500点（希少な疾病に対して実施した場合）などと定まっています。

▶▶ 内部照射

　内部照射は、数ミリから数センチメートル以下の小さな放射性物質を、がんの部位やその周辺に挿入して治療する方法です。口腔がん、舌がん、乳がん、前立腺がんなどに対しては、カプセル型の放射性物質を挿入する方法（**密封小線源治療**）が用いられ、また、甲状腺がんなどの場合は放射性物質を服用する方法（**非密封小線源治療**）が用いられる場合があります。

放射線治療の種類と診療報酬	
外部照射	内部照射
「体外」から放射線を当てる治療	「体内」から放射線を当てる治療
□ エックス線表在治療 □ 高エネルギー放射線治療 □ ガンマナイフによる定位放射線治療 □ 直線加速器による放射線治療 □ 粒子線治療 　など	□ 密封小線源治療 　〔腔内照射 　　組織内照射 　　放射性粒子照射〕 □ 非密封小線源治療

3-18

特掲⑬ 病理診断
採取した組織をもとに診断

　患者の体から採取した組織や細胞を顕微鏡で観察し、病気の診断を行うことを「病理診断」と呼びます。病理診断は、採取した組織や細胞で「病理標本」を作製し、それをもとに医師が診断するという手順で行われます。

▶▶ 病理診断で病気を確定させる

　病理医と呼ばれる専門の医師が、患者の体から採取された組織や細胞を顕微鏡で観察し、病気の診断を行うことを「**病理診断**」といいます。特に、がんの疑いのあるケースについて確定診断を行うことを目的に実施されます。

　病理診断の診療報酬は、顕微鏡で観察するための標本を作製する「**病理標本作製料**」と、医師による診断の「**病理診断・判断料**」に分かれています。

▶▶ 病理標本作製は手術中に行う場合も

　病理標本作製料は、作製目的や手法などにより、いくつかの種類があります。

　患者から採取した組織をもとに標本を作製した際には、診療報酬の「**病理組織標本作製**」として860点を算定します。胃や小腸など複数の臓器から組織を採取し標本を作製した場合、3臓器まで算定できます。

　また、電子顕微鏡で観察するための標本を作製した場合には「**電子顕微鏡病理組織標本作製（2,000点）**」を算定します。手術中に患者から採取した組織で標本を作製した場合には「**術中迅速病理組織標本作製（1,990点）**」を算定します。

　上記のほかに、患者から細い針などで少量の細胞を採取して診断する「**細胞診**」と呼ばれる手法があります。乳がんが疑われる場合などに、細い注射針を用いて細胞を採取し、標本を作製した際には細胞診として190点を算定します。

　なお、検体の採取にかかる費用は、検査料の「**診断穿刺・検体採取料**」として請求されることになっています。

▶▶ 病理専門医のいる医療機関では高い点数

　病理診断・判断料は、「**病理専門医**」が病理診断を行う場合と、そのほかの医師が行う場合では点数が異なります。

　病理専門医が、組織標本をもとに診断を行った場合には「**組織診断料（450点）**」を算定し、細胞診で採取した細胞の標本に基づき診断した場合には「**細胞診断料（200点）**」を算定します。加えて、病理診断の経験を7年以上もつ医師がいる医療機関では、「**病理診断管理加算**」が上記の点数に加わります。

　病理専門医でない医師により診断が行われた場合は「**病理判断料**」として150点を算定します。また、病理専門医のいない医療機関においても、一定の要件を満たすことで、病理専門医のいる医療機関に標本を送付し、診断結果を文書で報告してもらうことが可能です。

病理診断の種類と診療報酬

病理標本作製料

□ 病理組織標本作製	□ 術中迅速細胞診
□ 電子顕微鏡病理組織標本作製	□ 細胞診
□ 免疫染色（免疫抗体法）病理組織標本作製	□ HER2遺伝子標本作製
□ 術中迅速病理組織標本作製	□ ALK融合遺伝子標本作製

＋

病理診断・判断料

□ 病理診断料	□ 病理判断料

＋

【検査料】診断穿刺・検体採取料、薬剤料、材料料

第3章まとめ

● 診療報酬は5,000以上もの種類があり、大きく「基本診療料」と「特掲診療料」に区分されています。

● 基本診療料は、医師の診察代に相当するもので、医療機関で必ず請求される料金です。外来では、「初診料」と「再診料」の2種類があります。

● 再診料は「再診料」「外来診療料」「オンライン診療料」の三つに分かれています。

● 特掲診療料は、患者が受けた治療内容に応じて変わる料金です。13項目に分類されています（医学管理、在宅医療、検査、画像診断、投薬、注射、リハビリテーション、精神科専門療法、処置、手術、麻酔、放射線治療、病理診断）。

● 医学管理は、医師などが患者に医学的な指導・管理を行った際の料金です。

● 在宅医療は、「在宅医療を提供する医療機関の種類」「在宅医療を受ける患者の状況」「訪問診療の回数や人数」により点数が細分化されています。

● 検査には、大きく分けて「検体検査」と「生体検査」があります。

● 画像診断には、「エックス線診断」「コンピューター断層撮影診断」「核医学診断」の3種類があります。

● 院内処方の場合、薬は医療機関で処方されますが、院外処方の場合は、薬局で処方してもらいます。

● リハビリテーションの診療報酬は、患者の疾患によって種類が分かれています。

● 手術料は、一般に難易度が高い手術ほど点数が高くなります。

● 麻酔には、手術の際に行う麻酔のほか、痛みを緩和するための治療（神経ブロック）も含まれます。

● 放射線治療では、大型の特殊な機器を用いて、がんへの放射線照射が行われます。

● 病理診断では、採取した組織から標本を作製し、病理専門医による、がんの診断が行われます。

診療報酬の仕組み
<入院>

　前章では外来医療の診療報酬を見てきましたが、本章では入院医療の診療報酬について解説していきます。

　入院医療も、外来医療と同様に、患者が受けた検査や手術などの内容に応じた診療報酬がかかることに違いはありませんが、入院医療の場合には「入院料」と呼ばれる診療報酬がかかります。

　入院料には様々な種類があり、例えば、リハビリテーション治療を行う病棟でかかる入院料、長期の療養生活を送るための病棟に入院した場合にかかる入院料などがあります。

　主な入院料の事例を交えながら、入院の診療報酬の仕組みを見ていきます。

4-1

医療機関の種類
病院、一般診療所、歯科診療所

最初に、医療機関の種類について解説します。医療機関は、入院ベッド（病床）の数に応じて「病院」と「診療所」に区別されています。病院は、病床数が20床以上の医療機関のことをいいます。

▶▶ 病院＝病床数が20床以上の医療機関

日本には現在、17万9,338施設の医療機関があります（2019年12月末現在*）。医療機関は主に、「病院」「一般診療所」「歯科診療所」の三つに区分されます。

入院ベッド（病床）を20床以上もつ医療機関のことを「**病院**」と呼び、病床数が19床以下もしくは入院施設をもたない医療機関を「**診療所（クリニック）**」といいます。病院の開設や病床数の変更を自由に行うことはできず、都道府県知事の許可が必要となります。

診療所のうち、歯科を標榜する診療所を「**歯科診療所**」、そのほかの内科などを標榜する診療所を総じて「**一般診療所**」と呼びます。

現在、全国には8,285の病院と、10万2,649の一般診療所、6万8,404の歯科診療所があります。

▶▶ 病院は徐々に減少、診療所は増加

今から10年前（2009年12月末現在*）は、病院は8,665施設（現在は380施設減少）、一般診療所は9万9,836施設（同2,813施設増加）、歯科診療所は6万8,398施設（同760施設増加）となっていました。近年、病院は徐々に減少傾向にあり、一般診療所は増加傾向、歯科診療所は横ばいの傾向にあります。

▶▶ 病院の病床数は約153万床

全国の病院の病床数を合計すると152万7,321床にのぼります（2019年12月末現在*）。総病床数を病院数で割ると、1病院あたり平均で184床の病床をもっ

＊…現在：厚生労働省「医療施設動態調査」より。

ている計算になります。実際には、20床の病院から1,000床以上の病院まで様々な規模の病院が全国に存在します。

また、病院に入院している患者は全国に1日約130万人[*]います。全国の病床数（約153万床）の約85%で、患者が日々入院していることになります（2019年12月末現在[*]）。

▶▶ 様々な種類がある病床

入院している患者の病態は様々で、治療後すぐに退院する患者もいれば、治療後にリハビリテーションを必要とする患者もいます。そのため、病床は患者の病態に応じて、様々な種類に区分されています。

例えば、集中的な治療・管理を必要とする患者が入院する病床、慢性的な病気により長期間療養するための病床、リハビリテーションを受ける患者が入院する病床などに分かれています。病床の種類に応じて入院の診療報酬も異なります。詳しい病床の種類などは次節以降で解説していきます。

第4章　診療報酬の仕組み〈入院〉

医療機関の種類

●病院
8,285施設
（総152万7,321床）
　病床数20床以上 の医療機関

●一般診療所
10万2,649施設
　病床数19床以下 の医療機関
（内科などを標榜）

●歯科診療所
6万8,404施設
　病床数19床以下 の医療機関
（歯科を標榜）

※施設数は、厚生労働省「医療施設動態調査（2019年12月末）」より。

---

[*] …130万人：厚生労働省「平成29年（2017）患者調査」より

4-2

入院の診療報酬の仕組み

入院の診療報酬を理解するために、まずは基本的な仕組みから解説していきます。入院の診療報酬は、基本診療料としての「入院料」に加えて、実施した治療内容に基づく特掲診療料を算定します。

▶▶ 入院の診療報酬＝入院料＋特掲診療料

入院の診療報酬は、基本的には外来と同様の仕組みになっています。医療機関を受診（入院）した際に必ずかかる「**基本診療料**」と、治療内容に応じたオプション料金に相当する「**特掲診療料**」を合わせた金額です。

外来の場合は基本診療料として「初診料・再診料」がかかりましたが、入院の場合には、基本診療料として「**入院料**」が患者に請求されます[＊]。入院料には、いくつかの種類があり、患者が入院する病棟（病床）によって入院料が変わります。また、入院の特掲診療料は、基本的に外来と同様の内容となっています。

▶▶ 病棟に応じて異なる入院料

入院料は全部で20種類程度に区分されています。例えば、療養病棟と呼ばれる病棟に入院した患者の場合、入院料として「**療養病棟入院基本料**」を算定します。療養病棟は、主として長期にわたって医療的な処置や管理を必要とする患者が入院する病棟です。また、脳梗塞や骨折などを患う患者に対してリハビリテーション治療を行う回復期リハビリテーション病棟に入院した場合には、「**回復期リハビリテーション病棟入院料**」を算定します。このように、患者が、どの種類の病棟に入院したのかによって入院料は異なります。

▶▶ 一つの病棟は基本的に60床以下

多くの病院では、病棟を複数有しています。一つの病棟は、60床までと定められており、61床以上の病床をもつ病院では二つ以上の病棟をもつことになります。

＊…**されます**：初診の患者においては、初診料も算定。

例えば、多くの病院では階によって病棟が分けられています（2階病棟・3階病棟・4階病棟など）。

　また、同じ病院の中でも、病棟によって入院料を変えているケースがあります（例えば、2階病棟は「一般病棟」、3階病棟は「回復期リハビリテーション病棟」、4階病棟は「療養病棟」など）。病棟によって入院料が異なる病院が数多く存在します。

▶▶ 入院料は「届出制」

　病院は、厚生労働省の出先機関である地方厚生局に対して、各病棟でどの入院料を算定するのかを事前に届け出ます。届出にあたって、各入院料にはそれぞれ一定の基準（人員数、構造、設備など）が設定されており、その基準を満たした病棟でなければ届け出ることができない決まりです。

入院の診療報酬の仕組み

入院の診療報酬の構造

特掲診療料

基本診療料 ＝ 入院料

□ 一般病棟入院基本料　　□ 回復期リハビリテーション病棟入院料
□ 療養病棟入院基本料　　□ 地域包括ケア病棟入院料
□ 精神病棟入院基本料　　□ 救命救急入院料　など
□ 特定機能病院入院基本料

※初診の患者には初診料も算定。

4-3
入院料の種類
急性期・急性期〜長期療養・長期療養

　入院の診療報酬を理解するためには、病棟（入院料）の種類について理解を深めることが重要になります。病棟は、「急性期」「急性期〜長期療養」「長期療養」という考え方で捉えると理解が深まります。

▶▶ 入院料は「病期」ごとに分かれている

　いくつもの種類がある入院料（病棟）を理解するうえで重要となるのが、「**病期**」という考え方です。

　病期とは、「患者に治療を施している初期の段階（**急性期**）」「治療を終えて自宅復帰に向けてリハビリテーションなどを受けている段階（**急性期〜長期療養**）」「長期的な療養が必要な段階（**長期療養**）」という主に三つの段階で患者の状態を捉える考え方です。この病期に対応する形で、各入院料を区分することができます。

▶▶ 一般病棟＝「急性期」を対象とした病棟

　例えば、「**一般病棟**」は急性期の患者を対象とした病棟、また、「**回復期リハビリテーション病棟**」は急性期〜長期療養を対象とした病棟、「**療養病棟**」は長期療養を対象とした病棟として位置付けられています。

　急性期の段階では、患者の病状が安定しないため、医師や看護師など医療スタッフが手厚く配置されている病棟で患者を診療する必要があります。そのため、一般病棟では、他の病棟と比べて看護師を多く配置することが診療報酬の要件として定められています。一方、急性期以降の段階では、患者の病状が安定しているため、一般病棟よりも看護師の人数は少なくなります。また近年、診療報酬は**ストラクチャー評価（看護師配置など）からアウトカム評価（実績、医療の質など）への評価へ転換してきています**。例えば急性期一般入院基本料では10対1を基本とした看護師配置のほかに、「重症度、医療・看護必要度」を代表とする実績指標により評価されています。

▶▶ 病期に合わせて病棟が変わる

　患者が病院に入院してから退院するまでの経過を考えてみます。まず、病気を発症して治療を行う段階では、通常、一般病棟に入院します。その後、病状が安定し、退院に向けてリハビリテーションなどを行う段階では、回復期リハビリテーション病棟などに移ります。その後、退院が難しく、長期的な療養が必要な患者の場合には、療養病棟へと移ります。

　このように患者は病期や疾患に伴い、入院する病棟が変わるのが、今の入院医療の基本となっています。

▶▶ 入院料は1日ごとに計算

　入院料は基本的に**1日単位**で計算します。例えば、一般病棟に10日間、その後、回復期リハビリテーション病棟に30日間入院した患者の場合、（一般病棟の入院料×10）＋（回復期リハビリテーション病棟の入院料×30）の合計額が、その患者の入院料になります。

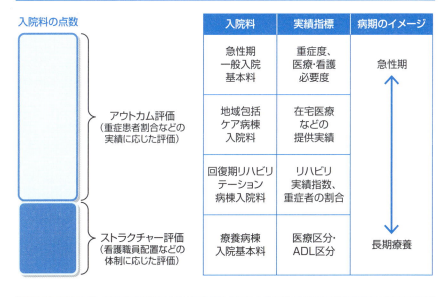

医療機能や患者の状態に応じた入院医療の評価

入院料	実績指標	病期のイメージ
急性期一般入院基本料	重症度、医療・看護必要度	急性期
地域包括ケア病棟入院料	在宅医療などの提供実績	
回復期リハビリテーション病棟入院料	リハビリ実績指数、重症者の割合	
療養病棟入院基本料	医療区分・ADL区分	長期療養

入院料の点数

アウトカム評価（重症患者割合などの実績に応じた評価）

ストラクチャー評価（看護職員配置などの体制に応じた評価）

第4章　診療報酬の仕組み〈入院〉

4-4
一般病棟
急性期の患者が入院する病棟

ここからは、各入院料の概要を説明していきます。まずは、「一般病棟入院基本料」についてです。今回（2020年）の改定では、一般病棟用の重症度、医療・看護必要度の評価項目や判定基準が見直されたことに伴い、施設基準における該当患者割合についても、実態を踏まえて見直されました。

▶▶ 一般病棟は、看護師の人数によって種類が分かれる

一般病棟は、主に急性期の患者が入院する病棟で、一般病棟に入院した患者は「一般病棟入院基本料」が請求されます。

一般病棟入院基本料は、看護師の人数などに応じて「**急性期一般入院基本料**」と「**地域一般入院基本料**」の二つの種類があります。そして、「急性期一般入院基本料」は、病棟看護師＊10人に対して、患者1人以上の病棟（10対1以上）で算定が可能であり、さらにほかの要件によって入院料1～7まで区分されています。一方、「地域一般入院基本料」は、病棟看護師の配置は15対1が基本であり、その分急性期一般入院基本料より点数が低く設定されています。

例えば、1日平均42人の患者が入院している一般病棟を例に考えます。この病棟に、看護師が1勤務帯につき平均4.2人以上勤務している病棟の場合は、急性期一般入院基本料を届け出ることになります。また看護師が1勤務帯につき平均6人以上勤務している場合、患者7人に対して看護師1人以上の配置となるため、「急性期一般入院料1」を届け出ることができます。

▶▶ 最も点数の高い一般病棟は、「急性期一般入院料1」

一般病棟の点数は種類に応じて異なります。急性期一般入院料1は1日1,650点（16,500円）、地域一般入院基本料1は1日1,159点（11,590円）と決まっています。看護師の人数が多い一般病棟ほど点数が高く設定されています。

また、**患者の入院期間に応じて加算**がつきます。入院初日から14日目までは

＊…**看護師**：看護師に代えて准看護師を一定割合まで配置することが可能。

450点、15日目から30日目までは192点の加算が各入院料にプラスされます。例えば、急性期一般入院料1を届け出ている病棟に「20日間」入院した患者の場合、14日目までは2,100点（1,650点＋450点）、15日目以降は1,842点（1,650点＋192点）の入院料がかかります。入院初期の診療は、医師・看護師などの業務負担が増えることから、その分、加算として高い点数が設定されているといえます。そのほか、実施した注射や処置などの費用は、入院料とは別に算定されます。

▶▶ 急性期一般入院料1（7対1）の届出要件をさらに厳格化

　前回（2018年）の改定では、一般病棟について「7対1」から「10対1」への移行を促進するため、急性期一般入院料2、3を新設しました。しかし実際には、入院料1を届け出ていた病棟のうち、入院料2、3に移行した病棟はそれぞれ3.2%、0.2%となっており※、国の狙い通りには進んでいないのが現状です。

　そこで、今回（2020年）の改定では、急性期一般入院基本料の施設基準である重症度、医療・看護必要度について、急性期の入院医療の必要性に応じた評価となるように評価項目や判定基準を見直しました。それに伴い、施設基準における該当患者割合が、実態を踏まえて見直されています（※詳細は8-4「重症度、医療・看護必要度」へ）。

一般病棟入院料の概要

入院料	看護職員配置	点数		入院～14日まで	15日～30日まで
急性期一般入院料1	【7対1】患者7人に対して看護師1人	1,650点	＋	450点加算	192点加算
急性期一般入院料2～7	【10対1】患者10人に対して看護師1人	1,619点～1,382点			
地域一般入院料1～2	【13対1】患者13人に対して看護師1人	1,159点～1,153点			
地域一般入院料3	【15対1】患者15人に対して看護師1人	988点			

※…なっており：中央社会保険医療協議会資料「入院医療（その1）」より

4-5 回復期リハビリテーション病棟
急性期後のリハビリを行う病棟

脳血管疾患や骨折の患者にリハビリテーションを提供する病棟として、「回復期リハビリテーション病棟」と呼ばれる病棟があります。回復期リハビリテーション病棟を届け出る上では、一定の施設基準を満たす必要があります。

▶▶ 脳血管疾患、股関節の骨折などが対象

一般病棟に入院し治療を終えても、身体機能が衰えて、すぐには退院できない場合があります。そのような患者に対して、理学療法士などが専門的なリハビリを提供する病棟が、「**回復期リハビリテーション病棟**」と呼ばれる病棟です。

回復期リハビリテーション病棟は、すべての患者が入院できるわけではなく、対象となる疾患が定められています。主に「脳血管疾患」「股関節部位の骨折」の患者が対象となります。脳血管疾患の場合は150日間、骨折の場合は90日間まで、回復期リハビリテーション病棟に入院することができます。これまでは、入院患者に係る要件として「発症あるいは手術後から2か月以内」などがありましたが、今回（2020年）の改定では、発症からの期間に係る事項が削除されました。

▶▶ 回復期リハビリテーション病棟は3種類から6種類へ

回復期リハビリテーション病棟は制度上2000年に創設されたもので、年々、届出を行う病院が増えています。現在、1,600超の病院が回復期リハビリテーション病棟を運営しています（2018年7月1日現在*）。

回復期リハビリテーション病棟の入院料は、今回の改定で、3種類の入院料から6種類の入院料に細かく区分されました。届出の要件が最も厳しいものが「入院料1」で、要件が易しいものが「入院料6」です。また今回の改定で、入院料1、3の算定要件であるリハビリテーションの実績指数*が引き上げられました。

点数は、入院料1が2,129点（65歳以上の場合2,115点）、入院料6が1,678点（同1,664点）と定まっており、要件の厳しい入院料ほど点数が高く設定され

---

* …現在：中医協「平成30年診療報酬改定後の算定状況等について」（2019年9月11日）
* …実績指数：1日あたりのFIM（Functional Independence Measure）得点の増加を示す指数（入院料1：37→40、入院料3：30→35）

ています。

　最も点数の高い入院料1を届け出るためには、いくつかの要件を満たすことが必要です。例えば、「生活機能が著しく衰えた患者の受け入れ（割合30％以上）」「休日を含めたリハビリテーションの実施」「在宅への復帰支援（割合70％以上）」などの要件があります。このような診療報酬上の一連の要件を「**施設基準**」と呼びます。病院にとっては、入院料1の施設基準を満たすことは容易ではありませんが、基準を満たすことでより高い点数（診療報酬）が得られるため、医療の質を高めようという動機付けが生まれます。

　一般病棟入院基本料とは異なり、回復期リハビリテーション病棟入院料は、検査や注射などの費用を含んだ点数となっています。

▶▶ 入院料1は管理栄養士の配置が施設基準に

　前回の改定で、回復期リハビリテーション病棟入院料で最も点数の高い入院料1については、常勤の専任管理栄養士の配置の努力義務が要件に追加されました。今回の改定では、**適切な栄養管理の推進の観点から、常勤の専任管理栄養士の配置について、「入院料1は必須要件」、「入院料2〜6は努力義務」**と見直されました。

　その他にも、「入院時及び目標とするFIMについて、リハビリテーション実施計画書を用いて入院患者へ説明」、また「入院時及び退院時の患者のADLの評価に用いる日常生活機能評価をFIMに置き換えてもよい」など、日常生活動作の評価に関する取扱いが見直されました。

回復期リハビリテーション病棟の対象患者

回復期リハビリテーション対象疾患	回復期リハ病棟の入院上限期間
脳血管疾患、くも膜下出血のシャント手術後など	150日間
高次脳機能障害を伴う重症脳血管障害など	180日間
大腿骨、骨盤、股関節もしくは膝関節の骨折など	90日間
肺炎などの治療に伴う廃用症候群	90日間
膝関節などの神経、筋または靭帯損傷	60日間
股関節または膝関節の置換術後	90日間

第4章　診療報酬の仕組み〈入院〉

4-6

地域包括ケア病棟
三つの機能を有する病棟

地域包括ケア病棟は、「①急性期治療を経過した患者の受け入れ」「②在宅で療養を行っている患者などの受け入れ」「③在宅復帰支援」の三つの機能を有した病棟です。地域包括ケア病棟は疾患に関わらず入院できますが、原則60日間という日数制限があります。

▶▶ 三つの機能をバランスよく提供する病棟

地域包括ケア病棟は、急性期治療を経過した患者を受け入れるポストアキュート機能、在宅で療養を行っている患者などを受け入れるサブアキュート機能、在宅復帰に向けた支援を行う在宅復帰機能の三つの機能をバランスよく提供することが求められている病棟です。

今回の改定においても、三つの機能が偏りなく提供されるように、**許可病床数が400床以上の病院については、入院患者のうち、自院の一般病棟から転棟した患者の割合が6割未満であることや、入退院支援及び地域連携業務を担う部門の設置といった施設基準が追加されました。**

▶▶ 200床未満の地域包括ケア病棟は4種類

地域包括ケア病棟の入院料は、200床以上は二つ、200床未満は四つの基準に分かれます。これは、200床未満については「**地域包括ケアに関する実績***」による加算が設定されたためです。200床未満の場合、入院料1が1日2,809点、入院料4が1日2,076点となっています。

入院料1、2の要件（施設基準）としては、「**一定の病室面積の確保（患者1人あたり6.4m²以上）**」「**在宅への復帰支援（割合70%以上）**」が定められています。そのほか、入院料1〜4で共通の要件として、「リハビリの実施（1日平均2単位*以上）」「一定の重症患者の受け入れ（割合14%*以上）」などがあります。

＊**実績**：「自宅などからの入棟患者割合」「自宅などからの緊急患者の受け入れ」など。
＊**2単位**：40分以上のリハビリ（1単位＝20分以上）。

▶▶ 入院日数は60日間が上限

　地域包括ケア病棟への入院日数には上限があり、**原則60日間**と決められています。地域包括ケア病棟に入院した患者は、在宅復帰に向けたサポートを受けながら、60日以内での退院を目指します。もしくは、患者本人や家族の希望を踏まえて、介護施設などへの入所準備を行います。

▶▶ 病室単位での届出も可能

　また、地域包括ケア病棟は、病棟単位ではなく、「**病室**」単位で届け出ることも可能です。例えば、一般病棟を一つだけもつ病院で、一般病棟の一部の病室を、地域包括ケア病棟として届け出ることができます（正確には、地域包括ケア入院医療管理料と呼ぶ入院料を届け出ます）。このとき、点数や施設基準は、通常の地域包括ケア病棟と基本的に同じ内容です。

　現在、地域包括ケア病棟を届け出ている病院は、全国に約2,300病院あります（2019年7月1日現在＊）。地域包括ケア病棟は、制度上2014年度に創設されたばかりの病棟ですが、多くの病院で届出が行われています。

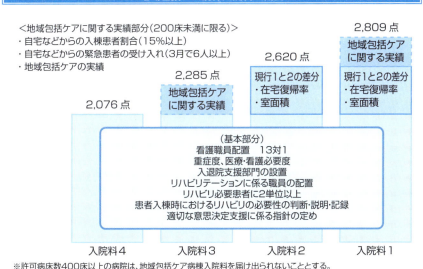

地域包括ケア病棟入院料の概要

<地域包括ケアに関する実績部分（200床未満に限る）>
・自宅などからの入棟患者割合（15%以上）
・自宅などからの緊急患者の受け入れ（3月で6人以上）
・地域包括ケアの実績

2,809 点
地域包括ケアに関する実績
現行1と2の差分
・在宅復帰率
・室面積

2,620 点
現行1と2の差分
・在宅復帰率
・室面積

2,285 点
地域包括ケアに関する実績

2,076 点

（基本部分）
看護職員配置　13対1
重症度、医療・看護必要度
入退院支援部門の設置
リハビリテーションに係る職員の配置
リハビリ必要患者に2単位以上
患者入棟時におけるリハビリの必要性の判断・説明・記録
適切な意思決定支援に係る指針の定め

入院料4　　入院料3　　入院料2　　入院料1

※許可病床数400床以上の病院は、地域包括ケア病棟入院料を届け出られないこととする。

＊**14%**：重症度、医療・看護必要度Ⅰで評価した場合。Ⅱで評価した場合は11%以上。
＊**…現在**：中央社会保険医療協議会（2019年9月）より。

4-7

療養病棟
長期入院が必要な患者の病棟

慢性的な疾患により、長期的な療養を必要とする患者が入院する病棟が「療養病棟」です。療養病棟の入院料は、すべての患者が一律に同じ点数ではなく、個々の患者の状態（医療や介助の必要性）に応じて点数が異なります。

▶▶ 療養病棟の対象患者＝医療区分2・3の患者

主に長期にわたって医療的な管理や処置を必要とする患者が入院する病棟が、「**療養病棟**」と呼ばれる病棟です。在宅や介護施設での療養生活が困難な患者が基本的に対象とされています。

療養病棟に入院するための判定基準として、「**医療区分**」と呼ばれる尺度が用いられます。医療区分は1 ～ 3の3段階評価で、3が最も医療の必要性の高い患者、2は3に準じて医療の必要性が高い患者を表します。

具体的には、医療区分3は、「24時間持続点滴」「中心静脈栄養」「人工呼吸器」などを実施している患者が当てはまります。医療区分2には、「透析」「酸素療法」を行っている患者のほか、神経難病などの患者が該当します。医療区分2・3のいずれにも該当しない患者は、医療区分1となります。

▶▶ 医療区分2・3の患者割合によって区分

療養病棟の入院料は、「**療養病棟入院基本料1**」と「**療養病棟入院基本料2**」の二つに分かれています。看護職員配置は患者20人に対して看護師1人と同じ基準ですが、療養病棟入院基本料1は、入院患者のうち医療区分2または3の患者が「80％以上」、また療養病棟入院基本料2は、同じく医療区分2または3の患者が「50％以上」いる病棟で届け出ることが可能です。

医療区分・ADL区分が高い患者ほど高い点数

療養病棟入院基本料は、入院患者すべて一律の点数ではなく、**9段階**に点数が分かれています。例えば、療養病棟入院基本料1を届け出ている患者のうち、「医療区分3」および「ADL区分3」に該当する患者の場合、入院料は「1,813点（療養病棟入院基本料A）」になります。また、「医療区分2」「ADL区分1」に該当する患者の場合、入院料は「1,232点（療養病棟入院基本料F）」となります。

なお、ADL区分というのは、患者の日常生活動作（食事、トイレ、移動など）の程度を表す尺度です。ADL区分が高いほど自立度が低い（介助が必要な）患者となります。ADL区分および医療区分の高い患者ほど、身体的な介助や医療的な管理が必要な患者であるため、入院料も高く設定されています。

医療区分・ADL区分は毎日測定

医療区分とADL区分は、患者一人ひとりについて毎日測定が行われます。仮に、入院中に区分が変更された場合、その日から入院料も変更されます。

療養病棟入院基本料の概要

	医療の必要性の程度		
	医療区分1	医療区分2	医療区分3
ADL区分3	入院基本料「G」968点	入院基本料「D」1,414点	入院基本料「A」1,813点
ADL区分2	入院基本料「H」920点	入院基本料「E」1,386点	入院基本料「B」1,758点
ADL区分1	入院基本料「I」815点	入院基本料「F」1,232点	入院基本料「C」1,471点

（左側縦書き：日常生活動作の程度）

※表中の点数は、療養病棟入院基本料1（65歳未満）の点数。

（右側縦書き：第4章 診療報酬の仕組み〈入院〉）

4-8
その他様々な病棟
精神病棟、ハイケアユニットなど

これまで解説した病棟以外にも、様々な種類の病棟があります。高度な急性期治療を担う「ハイケアユニット」、精神疾患の患者を受け入れる「精神病棟」、結核の患者を診療する「結核病棟」などが診療報酬の中で定められています。

▶▶ 精神疾患の患者を受け持つ病棟

精神疾患の患者が入院する施設としては、「**精神病棟**」があります。精神病棟は、現在、全国に約33万床存在します。

精神病棟の入院料にはいくつかの種類があり、例えば、「**精神病棟入院基本料**」は、精神疾患の急性期的な患者を対象とした入院料です。また、「**認知症治療病棟入院料**」は、重度の認知症患者への治療を行う病棟に入院した患者に対して算定される入院料です。「**精神療養病棟入院料**」は、長期にわたって療養が必要な精神障害の患者が入院する病棟で算定されます。

▶▶ 高度な急性期医療を提供する病棟

急性期の患者を受け入れる一般病棟よりも、さらに集中的な医療を施す病棟（病室）として「**ハイケアユニット**」と呼ばれる施設があります。ハイケアユニットでは、一般病棟よりも多くの看護師が配置され、急性心不全・意識障害・大手術後などの患者の診療を行います。高度な急性期治療を行う治療室としては、ハイケアユニットのほか、特定集中治療室（ICU）や脳卒中ケアユニット（SCU）などがあります。

▶▶ 新生児や小児を対象とした病棟

また、新生児を対象とした集中治療室として「**新生児特定集中治療室（NICU）**」や、ハイリスク妊娠の妊婦を対象とした「**母体・胎児集中治療室（MFICU）**」などの施設もあります。また、「**小児入院医療管理料**」と呼ばれる入院料を届け出た病棟（治

療室）では、NICUでの治療後の新生児や、入院治療が必要な小児を受け入れます。なお、一般的には、生後4週未満を「**新生児**」、1歳未満を「**乳児**」、6歳未満を「**幼児**」、15歳未満を「**小児**」として区分されます。

▶▶ 感染症の患者を受け入れるための病棟

感染症は、法律*により「**一類感染症**」から「五類感染症」までの五つのランクに区分されています。このうち一類感染症としては、エボラ出血熱、クリミア・コンゴ出血熱などが該当し、これらの患者は「**一類感染症患者入院医療管理料**」を届け出ている治療室で診療が行われます。

また、二類感染症には、結核、ジフテリア、鳥インフルエンザなどが該当し、このうち、結核の患者が入院する病棟として「**結核病棟**」があります。そのほかの感染症については、一般病棟などで治療が行われます。

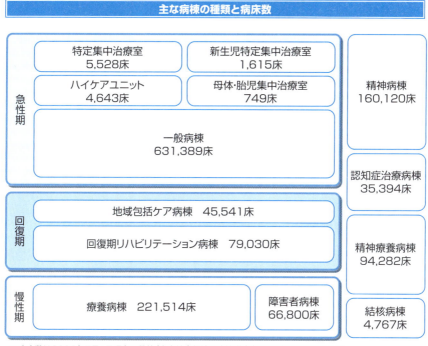

主な病棟の種類と病床数

急性期		
特定集中治療室 5,528床	新生児特定集中治療室 1,615床	精神病棟 160,120床
ハイケアユニット 4,643床	母体・胎児集中治療室 749床	
一般病棟 631,389床		

回復期	
地域包括ケア病棟 45,541床	認知症治療病棟 35,394床
回復期リハビリテーション病棟 79,030床	精神療養病棟 94,282床

慢性期		
療養病棟 221,514床	障害者病棟 66,800床	結核病棟 4,767床

※ 病床数は2016年7月1日現在の数値（中央社会保険医療協議会（2017年12月6日）より）。
※ 病期ごとの分類は大まかな目安を表す。

*法律：感染症の予防及び感染症の患者に対する医療に関する法律。

4-9
入院料の様々な加算
安全対策、感染防止など

入院料には、様々な加算があり、各々の要件を満たした医療機関で算定することができます。医療機関にとっては、加算を取り忘れることがないよう、算定条件の細かな確認が必要です。

▶▶ 医療安全対策加算

医療事故を未然に防ぎ、安全な医療を提供するための取り組みが近年、重要視されています。院内に医療安全管理部門を設置し、適切な情報収集・業務改善を行っている医療機関では、「**医療安全対策加算**」を取得することができます。

同加算を取得している医療機関に入院した患者には、入院初日に85点（医療安全対策加算1の場合）が加算されます。患者にとっては、医療費の負担が増えますが、安全な医療を受けるための費用と捉えることができます。

▶▶ 感染防止対策加算

インフルエンザなどの院内感染を防止する目的で、感染制御チームを設置し、感染防止対策の把握・指導を行う医療機関では、「**感染防止対策加算**」を取得できます。同加算を取得している医療機関に入院した患者には、入院初日に390点（感染防止対策加算1の場合）が入院料に加算されます。

▶▶ 救急医療管理加算

医師が診察の結果、緊急に入院が必要と判断した重症患者については、「**救急医療管理加算**」が該当患者の入院料に加算されます。意識障害、呼吸不全、重篤な脱水などの患者の場合、「救急医療管理加算1（950点）」を入院初日から7日間まで加算します。また、これらの状態に準ずるような病状の患者の場合は、「救急医療管理加算2（350点）」が算定されます。

なお、救急医療管理加算を算定する医療機関では、休日または夜間に救急医療

を行うことが要件として求められます。

▶▶ 医師事務作業補助体制加算

病院に勤務する医師の業務負担の軽減・効率化を目的として、医師の事務作業を補助する職員を一定数配置している病院では、「**医師事務作業補助体制加算**」を取得できます。なお、医師事務作業補助者の業務は、医師の指示のもとに行うカルテへの代行入力や診断書の作成補助などに限られ、診療報酬の請求業務や受付業務などはできない決まりです。今回の改定では、医師の働き方改革の推進の観点から、当加算の算定可能な病棟などが拡大され、さらに評価の充実が行われました。

▶▶ 認知症ケア加算

今後、高齢化の進展に伴い、認知症の患者が増えることが見込まれることから、看護師などが適切なケアを実施する医療機関を対象とした「**認知症ケア加算**」が設定されています。これまで2段階の評価体系でしたが、質の高い認知症ケアを提供する観点から、今回の改定で3段階の評価体系に見直されました。

主な入院料の加算

加算	概要
医療安全対策加算	組織的な医療安全対策を実施
感染防止対策加算	感染制御チームによる院内感染防止を実施
救急医療管理加算	緊急に入院を必要とする重篤な患者に救急医療を実施
医師事務作業補助体制加算	医師の事務作業を補助する専従者を配置
総合入院体制加算	総合的かつ専門的な急性期医療を提供
療養環境加算	1病床あたり8平方メートル以上の病棟
診療録管理体制加算	診療録管理部門の設置など
栄養サポートチーム加算	栄養サポートチームによる栄養管理の実施
患者サポート体制充実加算	患者相談支援窓口の設置
せん妄ハイリスク患者ケア加算	入院早期のせん妄予防への取り組み
排尿自立支援加算	入院患者に対する包括的な排尿ケア

第4章まとめ

● 病床数が20床以上の医療機関を「病院」、20床未満の医療機関を「診療所（クリニック）」といいます。

● 医療機関に入院した際の診療報酬は、基本診療料の「入院料」と、特掲診療料の合計額となります。

● 医療機関には、様々な種類の病棟があり、病棟の種類によって入院料が異なります。

● 病棟の種類には、急性期の患者が主に入院する「一般病棟」、急性期の治療後にリハビリテーションを行う「回復期リハビリテーション病棟」、長期の療養生活を必要とする慢性期的な患者のための「療養病棟」などがあります。

● 「急性期」「急性期～長期療養」「長期療養」という区分を「病期」といい、各病棟はいずれかの病期におおむね対応しています。

● 一般病棟は、急性期的な患者を受け入れる病棟で、病棟の看護師の人数などに応じて入院料が異なります（7対1、10対1など）。

● 回復期リハビリテーション病棟は、脳血管疾患や股関節部位の骨折などの患者に対して、機能回復を目的としてリハビリテーションを提供する病棟です。

● 地域包括ケア病棟は、ポストアキュート、サブアキュート、在宅復帰支援の三つの機能をバランスよく提供することが求められる病棟です。入院期間は原則60日以内と決まっています。

● 療養病棟は、長期にわたって医療的な管理や処置を必要とする患者が入院する病棟です。患者の医療区分・ADL区分に応じて、入院料が変わります。

● そのほか、一般病棟よりも高度な急性期的治療を行う「ハイケアユニット」、精神疾患の患者を受け入れる「精神病棟」、新生児を対象とした「NICU」などの病棟（治療室）が、入院の診療報酬で定められています。

● 入院料には、医療安全対策加算などの様々な加算があります。

第 5 章

診療報酬の仕組み
＜DPC/PDPS制度＞

　本章では、2003 年度から開始された「入院医療費の定額
支払い制度（DPC/PDPS 制度）」について解説します。

　従来の診療報酬は、第 3 章、第 4 章で説明したように、患
者に行った医療行為に基づいて医療費が決まるという仕組み
でした。しかし、定額支払い制度の場合には、主に患者の「病
名」などに応じて医療費が決まります。

　なぜ定額支払い制度が導入されたのでしょうか。そして、
その制度はどのような仕組みで成り立っているのでしょうか。
本章では、これらの疑問を交えながら、定額支払い制度につ
いてわかりやすく説明していきます。

5-1
DPC/PDPS制度の概要
入院医療費の定額支払い制度

　一部の病院の入院医療費には、「DPC/PDPS制度」と呼ばれる定額支払い制度が導入されています。DPC/PDPS制度では、患者が受けた医療行為ではなく、患者の病名などに基づいて入院の医療費が決まります。

▶▶ 全国の2割の病院はDPC病院

　2003年度に、大学病院など一部の病院を対象として、「**入院医療費の定額支払い制度（DPC/PDPS*制度）**」が開始されました。その後、DPC/PDPS制度に加入する病院（DPC病院）は年々増加し、今では全国の病院のおよそ2割（2019年度現在1,727病院）がDPCに加入しています。

▶▶ DPC病院は、患者の病名に基づく定額支払い

　通常、DPC/PDPS制度に加入していない病院における入院患者の医療費は、実施した検査や注射など個々の診療報酬を合算した、いわゆる「出来高支払い」が基本です。

　一方、DPC病院の入院医療費は、患者の病名などに基づいた「**定額支払い方式**」となっています。例えば、肺炎で入院した患者の場合は「1日○○点」、胃がんのため入院した患者は「1日△△点」といった具合です。DPC/PDPS制度は、実施した検査や注射などの点数によらず、患者の病名などによって入院医療費が決まるという新たな仕組みです。

▶▶ DPC/PDPS制度は、急性期の病院が対象

　病院がDPC/PDPS制度に加入するためには、いくつかの条件があります。

　まず、DPC/PDPS制度は、**急性期医療**を対象とした制度であるため、一般病棟*（一般病棟入院基本料の急性期一般入院基本料など）を届け出ている病院のみが加入することができます。

＊**DPC/PDPS**：Diagnosis Procedure Combination / Per-Diem Payment Systemの略。
＊**一般病棟**：特定機能病院入院基本料、専門病院入院基本料を含む。

そのほかの条件として、「診療録の適切な管理体制」「厚生労働省へのDPCデータの提出」などが求められます。

▶▶ DPC/PDPS制度を理解するための4つのポイント

DPC/PDPS制度はとても複雑な制度で、定額支払いの医療費の決まり方や、その範囲などについて細かなルールが定められています。以降の節では、次の四つのポイントに沿って順に説明していきます。

①定額支払い制度が適用される範囲
②診断群分類（DPCコード）
③定額支払いの点数設定
④医療機関別係数

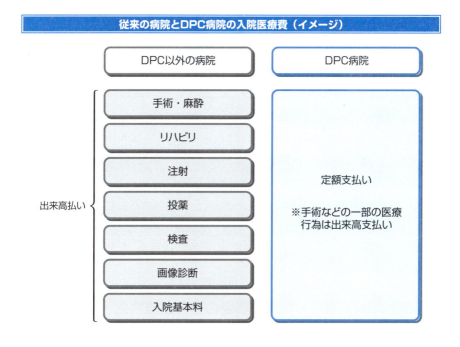

従来の病院とDPC病院の入院医療費（イメージ）

DPC以外の病院	DPC病院
手術・麻酔	
リハビリ	
注射	定額支払い
投薬	
検査	※手術などの一部の医療行為は出来高支払い
画像診断	
入院基本料	

出来高払い〔 手術・麻酔、リハビリ、注射、投薬、検査、画像診断、入院基本料 〕

5-2
定額支払いの範囲
医師の技術料は出来高支払い

DPC/PDPS制度の医療費は、正確には「定額支払い部分」と「出来高支払い部分」に分かれています。手術など医師の技術料に相当する医療行為は、出来高による支払い、そのほかの医療行為は定額支払いとなっています。

▶▶ DPC病院の診療報酬＝定額部分＋出来高部分

DPC/PDPS制度は、いわゆる「**定額支払い制度**」と呼ばれるものですが、入院医療に関わるすべての医療行為が定額支払いの対象となっているわけではありません。医師の技術料に相当する部分は、従来と同様、出来高支払い扱いとなります。それ以外の注射や投薬、検査、入院基本料などが定額支払いの対象です。

そのため、DPC病院に入院した際の診療報酬は、**（定額支払いの点数）＋（出来高支払いの点数）の合計**となります。

▶▶ 医師の技術料は出来高支払い

DPC/PDPS制度で出来高支払いとなる医療行為は、具体的には「初診料」「手術・麻酔」「放射線治療」「病理診断」などです。これらの治療に関わる医療費は、DPC病院でもDPC以外の病院でも、同じ点数が患者に請求されます。また、上記のほか、医師が関わる一部の検査や、リハビリテーションなども出来高支払いです。

上記以外の注射や投薬、検査、画像診断、入院基本料などは基本的に定額支払いとなるため、実施した注射や投薬の種類・回数によらず、定額の医療費が請求されます。

▶▶ 定額支払いによって、請求や審査の業務が簡素化

定額支払い部分の点数は、患者の病名などに基づいて決まります。同じ病名の患者であれば、どの病院においても同様の治療を行う（同程度の医療資源がかかる）と考えられるため、DPC/PDPS制度では**病名ごとに定額の料金**を定めています。

正確には、5,000種類ほどの診断群分類（DPCコード）と呼ばれる分類表があり、その分類表をもとに、患者の定額部分の点数が決まります（詳しくは次節以降で解説します）。

　DPC/PDPS制度の利点として、定額支払いであるため、過剰な診療が防止できるという点があります。DPC/PDPS制度に加入していない病院では、検査や投薬の多寡に応じて医療費が変わりますが、DPC病院では定額のため、病院側は効率のよい医療が求められます。

　また、DPC/PDPS制度では、従来の出来高支払い請求と比較して、病院での医療費の計算手続きや、審査支払機関での審査業務などが簡素化されるというメリットもあります。

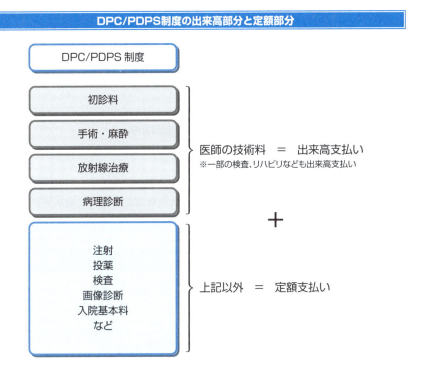

DPC/PDPS制度の出来高部分と定額部分

DPC/PDPS 制度

初診料
手術・麻酔
放射線治療
病理診断

医師の技術料　＝　出来高支払い
※一部の検査、リハビリなども出来高支払い

＋

注射
投薬
検査
画像診断
入院基本料
など

上記以外　＝　定額支払い

5-3
診断群分類（DPCコード）
定額支払いの分類表

DPC病院では、病名や重症度などに応じて、各患者に14桁のDPCコードが割り当てられます。患者は、該当するDPCコードによって、入院医療費（定額支払い部分）が決まります。

▶▶ 患者1人につき、一つのDPCコード

DPC/PDPS制度の定額支払い部分の点数は、「**診断群分類（DPCコード）**」と呼ばれる分類表に基づいて決まります。DPCコードは、2020年度現在、4,557分類あります。患者の病名や重症度などに応じて、患者1人ひとりに、いずれか一つのDPCコードが当てはめられます。DPCコードごとに点数が設定されており、同じコードに該当する患者は、基本的に定額支払い点数が同じになります。

▶▶ 上6桁は、最も医療資源を投入した傷病名

DPCコードは、「14桁」の数字で表されるコードです。以下では、一例として「010060x2990201」というDPCコードを取り上げます。

14桁の数字のうち、先頭の6桁は、「**最も医療資源を投入した傷病名**」を表しています。二つ以上の疾患をもつ患者の場合には、医療資源（人・モノ）を最も投入した病名一つだけを選択する決まりです。

上記例の場合、最も医療資源を投入した傷病名は、神経系疾患（01）の「脳梗塞（0060）」となっています。なお、7桁目は**病態等分類コード**と呼ばれるもので、上記の例では特に規定はありません。

▶▶ 7桁目以降は、手術の有無、重症度などを表す

続く8桁目は、**患者のJCS（意識レベル）や年齢を表すコード**です。上記の例では、「脳卒中発症から3日以内、かつJCSが10未満」の患者を表します。

9〜10桁目は**手術コード**を表しています。手術をしていない患者の場合、手術

コードは「99」となります。

　続く11桁目と12桁目は、**手術・処置等コード**を表します。手術や処置の内容に応じたコードがつきます。

　13桁目は**副傷病コード**で、「最も医療資源を投入した傷病名」以外に規定された副傷病を罹患している場合、0以外のコードがつきます。

　最後に、14桁目は**重症度等コード**を表します。ここでは、脳梗塞発症前の判定基準が、「軽度以下」であったことを表しています。

▶▶ 各患者のDPCコードは医師が決定する

　DPCコードの最終的な決定は、医師が行う決まりです。なお、診療情報管理士と呼ばれる専門職によって、コード選択作業の補助が行われます。

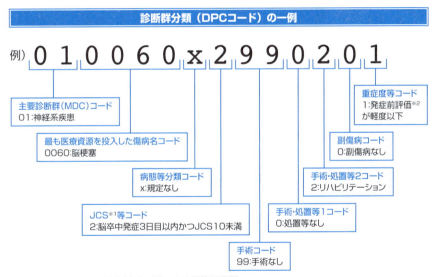

診断群分類（DPCコード）の一例

例）　0 1 0 0 6 0 x 2 9 9 0 2 0 1

主要診断群（MDC）コード
01：神経系疾患

最も医療資源を投入した傷病名コード
0060：脳梗塞

病態等分類コード
x：規定なし

JCS※1等コード
2：脳卒中発症3日目以内かつJCS10未満

手術コード
99：手術なし

手術・処置等1コード
0：処置等なし

手術・処置等2コード
2：リハビリテーション

副傷病コード
0：副傷病なし

重症度等コード
1：発症前評価※2
が軽度以下

※1　Japan Coma Scale（意識障害者の意識レベルを評価する指標）
※2　Rankin Scale（脳梗塞の判定基準）による評価

5-4
定額支払い点数
入院期間で異なる点数

DPC/PDPS制度では、入院期間をⅠ～Ⅲの3段階に分けています。入院初期の入院期間Ⅰは、1日の定額支払い点数が高く、入院期間Ⅱ・Ⅲの段階に入ると、次第に点数が低くなる仕組みとなっています。

▶▶ 定額支払いの点数は、入院期間によって異なる

DPC病院に入院した患者は、手術など一部の医療行為を除いて入院医療費が「定額支払い」となること、そして、その定額支払い部分の医療費は、14桁の「診断群分類（DPCコード）」に基づいて決まることをここまで説明しました。本節では、定額支払い部分の点数設定について解説します。

DPC/PDPS制度の診療報酬は、入院期間を通じて毎日同じ点数ではなく、**入院日数によって点数が異なる**という特徴があります。具体的には「入院期間Ⅰ・Ⅱ・Ⅲ」という三つの区分ごとに異なる点数が設定されており、入院初期にあたる「入院期間Ⅰ」の点数が最も高くなっています。

▶▶ 点数設定は、入院期間「Ⅰ」～「Ⅲ」の3段階

DPCコードの一つ「010010xx9903xx」（脳腫瘍、手術なし）を一例として示します。このコードに該当する患者は、入院期間Ⅰ（初日～7日目まで）の間は、定額支払い点数として1日2,530点が請求されます。続く入院期間Ⅱ（8日目～16日目）になると、定額支払いの点数は入院期間Ⅰよりもやや低くなり、1日1,946点となります。さらに、入院が16日間を超える場合、17日から60日目まで（入院期間Ⅲ）の点数は、1日1,654点となります。

このように、約5,000種類のDPCコード一つひとつについて、入院期間Ⅰ～Ⅲの各点数が定められています。いずれのDPCコードも入院初期の頃は1日の定額支払い点数が高く設定され、入院が長引くと次第に点数が低くなるよう設定されています。

▶▶ 入院期間Ⅱは全国の平均入院日数

　ちなみに、「入院期間Ⅱの最終日」は、全国のDPC病院の平均入院日数を示しています。先のDPCコード(010010xx9903xx)の場合、入院期間Ⅱの最終日は「16日」となっています。これは、「010010xx9903xx」に該当する患者全体の平均入院日数が16日ということを意味します。

　患者が入院期間Ⅱを過ぎてⅢに入ると、1日の定額支払い点数が大きく低下し、病院にとっては収入の減少が危惧されます。そのため、入院期間Ⅱの最終日までに、患者への一連の治療を完了させ、退院を図ることが一つの目安になります。

　また、入院期間Ⅲを超える場合には、これ以降の入院費用は定額支払いではなく、従来と同様の「出来高支払い」に切り替わります。

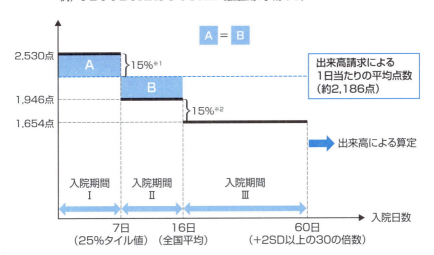

定額支払いの点数の一例

例) 010010xx9903xx (脳腫瘍、手術なし)

A = B

2,530点 … A
{ 15%※1

出来高請求による
1日当たりの平均点数
(約2,186点)

1,946点 … B
{ 15%※2

1,654点

→ 出来高による算定

| 入院期間Ⅰ | 入院期間Ⅱ | 入院期間Ⅲ |

7日
(25%タイル値)　　16日
(全国平均)　　60日
(+2SD以上の30の倍数)　　入院日数

※1 入院初期の医療資源投入量の多い疾患などの場合、点数設定が異なる
※2 入院期間Ⅲ以降の医療資源投入量が少ない疾患の場合、点数設定が異なる

医療機関別係数①
基礎係数、機能評価係数Ⅰ

DPC/PDPS制度には、「医療機関別係数」という仕組みがあります。医療機関別係数は、各病院の診療機能や人員体制を示す指標で、医療機関別係数の高い病院では、入院患者の医療費（定額支払い点数）が高くなります。

▶▶ DPC/PDPS制度は、病院によって点数が異なる

DPC/PDPS制度では、14桁のDPCコードに応じて入院医療費が決まることを解説しました。実は、DPC/PDPS制度には、もう一つ大きな特徴があります。それは、**同じDPCコードに該当する患者であっても、入院する病院が異なると、定額支払いの点数が異なるという仕組み**です。

DPC病院には、病院ごとに「**医療機関別係数**」と呼ばれる割り増し率が設定されています。例えば、A病院の医療機関別係数が「1.25」の場合、A病院に入院した患者には、定額支払い点数を「1.25倍」した点数が請求されます。医療機関別係数は、各病院の機能や特性を表したもので、評価の高い病院では、医療機関別係数が高くなります。

▶▶ 医療機関別係数は、四つの指標の合計値

医療機関別係数は、大きく三つの指標（「**基礎係数**」＋「**機能評価係数Ⅰ**」＋「**機能評価係数Ⅱ**」＋「**激変緩和係数***」）の合算値となっています。各指標は、病院の特性や機能を数値化したもので、より高い機能をもつ病院では、数値が高くなるよう設定されています。医療機関別係数は、例えるなら、病院の「通信簿」のようなものと理解するとわかりやすいでしょう。

▶▶ 基礎係数は、医療機関群で異なる

全国のDPC病院は、三つのカテゴリーに分類されています。①「**大学病院本院群**」、②「**DPC特定病院群**」、③「**DPC標準病院群（①②以外の病院）**」です。

---

*激変緩和係数：診療報酬改定などに伴う推計診療報酬変動率（出来高部分も含む）が±2％を超えないように補正する係数（診療報酬改定のない年度は0）。

医療機関群ごとに異なる基礎係数が設定されています（2020年度の基礎係数は、大学病院本院群「1.1327」、DPC特定病院群「1.0708」、DPC標準病院群「1.0404」）。なお、DPC標準病院群からDPC特定病院群になるためには、診療密度、医師研修の実施、医療技術の実施、補正複雑性指数の四つの実績要件を満たすことが必要です。

▶▶ 機能評価係数Ⅰは、病院の人員体制などを評価

　機能評価係数Ⅰは、病院としての体制や人員配置などを評価した指標です。例えば、一般病棟で急性期一般入院料1を届け出ている病院では、機能評価係数Ⅰとして「0.1000」の係数がつきます。そのほか、医療安全対策加算や感染防止対策加算などの加算を届け出ている場合、所定の係数がプラスされます（もう一つの係数「機能評価係数Ⅱ」については次節で解説します）。

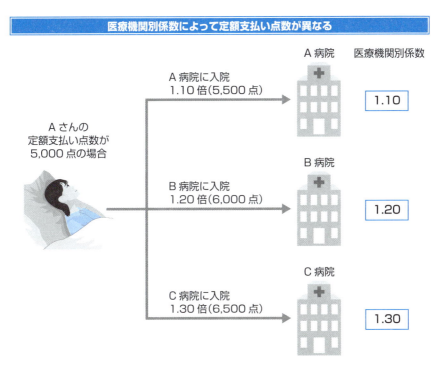

医療機関別係数によって定額支払い点数が異なる

Aさんの定額支払い点数が5,000点の場合

A病院に入院 1.10倍（5,500点）　A病院　医療機関別係数 1.10

B病院に入院 1.20倍（6,000点）　B病院 1.20

C病院に入院 1.30倍（6,500点）　C病院 1.30

※実際の医療費請求では、定額支払い点数のほか、手術などの出来高支払い点数が別途かかる。

第5章 診療報酬の仕組み〈DPC／PDPS制度〉

5-6
医療機関別係数②
機能評価係数Ⅱ

医療機関別係数の指標の一つ「機能評価係数Ⅱ」は、地域医療への貢献や、重症な患者の受け入れ、入院日数の短縮などDPC病院が担うべき役割を病院ごとに評価し、数値化した係数です。

▶▶ 機能評価係数Ⅱは、DPC病院が担うべき役割を評価

DPC/PDPS制度に加入している各病院には、各々の診療機能に応じて「医療機関別係数」が設定されています。医療機関別係数は、「基礎係数」「機能評価係数Ⅰ」「機能評価係数Ⅱ」の三つを合算したもので、このうち「基礎係数」「機能評価係数Ⅰ」については前節で説明しました。

残りの一つ「**機能評価係数Ⅱ**」は、DPC病院が担うべき役割を評価した係数です。2018年度改定で、後発医薬品指数と重症度係数が廃止され、機能評価係数Ⅱは、DPC病院に求められる内容として右ページ表の6項目（指数）に細分化されています。ただし、後発医薬品の使用については、機能評価係数Ⅰの後発医薬品使用体制加算で評価されています。

▶▶ 適切なデータ提出や、地域医療への貢献を評価

DPC病院は、入院患者の診療データを国に提出することが義務付けられており、適切なデータを提出している病院を評価する項目として「**保険診療係数**」があります。

また、へき地医療や災害医療など地域医療に貢献している病院を評価する項目（**地域医療係数**）や、様々な疾患に対応できる総合的な体制をもつ病院を評価する項目（**カバー率係数**＊）があります。

＊**カバー率係数**：全DPCコードのうち、入院受け入れ実績のあるDPCコードの割合を評価したもの。

▶▶ 入院日数の短縮や、複雑な患者の受け入れを評価

　各DPC病院には、入院日数を短縮することに対するインセンティブが設定されています。機能評価係数Ⅱの項目の一つ「**効率性係数**」は、他の病院と比べて相対的に入院日数が短い病院を評価します。

　また、より多くの医療資源（人・モノ）を必要とする重症な患者を多数受け入れている病院に対しては、「**複雑性係数**」としてその役割を評価しています。同様に、医療資源の投入量の高い救急患者を受け入れている病院を評価する項目として「**救急医療係数**」があります。

　以上の六つの項目には、それぞれ厳密な評価ルールが設けられており、そのルールに基づいて各病院の指数が決められています。そして六つの指数を合計した数値が機能評価係数Ⅱとして、各病院に割り当てられます。

機能評価係数Ⅱの内訳	
指数	**評価基準の概略**
①保険診療係数	適切なDPCデータの作成、病院情報を公表する取り組み、保険診療の質的改善に向けた取り組み（検討中）を評価
②地域医療係数	地域医療への貢献を評価
③効率性係数	各医療機関における在院日数短縮の努力を評価
④複雑性係数	各医療機関における患者構成の差を１入院あたり点数で評価
⑤カバー率係数	様々な疾患に対応できる総合的な体制について評価
⑥救急医療係数	救急医療の対象となる患者治療に要する資源投入量の乖離を評価

上記①〜⑥の合計　＝　機能評価係数Ⅱ

第5章　診療報酬の仕組み〈DPC／PDPS制度〉

第5章まとめ

- ●DPC/PDPS制度は、入院医療費の定額支払い制度です。

- ●DPC病院に入院した患者には、約5,000種類の診断群分類（DPCコード）の中から、該当するコードが割り当てられます。

- ●DPCコードは、14桁の数字で表され、患者の病名や主な手術・処置内容などによって決定されます。

- ●DPCコードごとに定額支払いの点数が設定されています。

- ●定額支払いの点数は、入院期間（Ⅰ〜Ⅲ）によって異なり、入院が長引くほど点数が低くなる仕組みです。

- ●一部、医師が関わる医療行為（手術・麻酔・放射線治療）やリハビリテーションの費用は、定額支払い部分から除外され、従来通りの出来高支払いとなります。

- ●DPC/PDPS制度では、各病院の診療機能や人員体制を評価した「医療機関別係数」と呼ばれる指標が設定されています。DPC病院に入院した患者には、その病院の医療機関別係数を掛けた定額支払い点数が請求されます。

- ●医療機関別係数は、「基礎係数」「機能評価係数Ⅰ」「機能評価係数Ⅱ」「激変緩和係数」の四つの指標を合算したものです。

- ●各DPC病院は、三つの医療機関群のいずれかに分類されており、属する医療機関群に応じて基礎係数が決まります。

- ●機能評価係数Ⅰは、各DPC病院の人員体制などを数値化した指標です。

- ●機能評価係数Ⅱは、DPC病院が担うべき役割として、地域医療への貢献や、重症な患者の受け入れ、入院日数の短縮などを評価して数値化した指標です。六つの項目に細分化されており、それらを合計した数値が機能評価係数Ⅱとなります。

第6章

診療報酬の算定例

第3章～第5章では診療報酬の基本的な仕組みや構造を解説してきました。本章では、これまでの内容を踏まえて、実際の診療報酬の請求事例を見ていきます。

第1節と第2節は、外来の事例を紹介しています。初診・再診の考え方や、医学管理料などの算定方法についてあらためて確認しましょう。

第3節以降は、入院の事例になります。特に、第3節と第4節では、「出来高支払い」の場合と「定額支払い（DPC/PDPS）」の場合で算定方法の違いを比較しています。また、第5節と第6節では、回復期リハビリテーション病棟や療養病棟に入院した場合の算定事例を説明しています。

6-1

足首のねんざで受診

診療報酬の算定ルールを理解するため、まずはわかりやすい事例として「足首のねんざ」のため受診した患者を例に取り上げます。画像診断料の点数が、撮影した枚数によって異なることに注意が必要です。

▶▶ 基本診療料は必ず算定

足首をねんざして、近隣のA病院の外来を受診したケースを考えます。診療報酬の点数（金額）はいくらになるでしょうか。

まず、外来を受診した際に必ずかかる基本診療料として「初診料」または「再診料」がかかります。このケースでは、継続して通院している患者ではなく、初めて来院した患者となるため、**初診料**（288点）が算定されます。

▶▶ 撮影枚数によって画像診断料は変わる

患者の足首の骨に異常がないかどうか確認するため、レントゲン撮影が行われました。A病院は、デジタルによる撮影で、撮影1枚につき68点の「**撮影料**」がかかります（特殊撮影などを除く）。ただし、同一の部位を2枚以上撮影した場合、2～5枚目は点数が半分、6枚目以降は費用がかからない決まりです。

また、撮影した画像を医師が判断する「**診断料**」としては、頭部・胸部・腹部・脊椎の場合は85点、そのほかの部位は43点が算定されます。上記のケースでは足首のため、診断料は43点です。なお、同一部位について2枚以上の写真を診断する場合、2枚目以降は点数が半分となります。

今回のケースでは、足首周辺のレントゲン撮影を4枚行いました。この場合の点数は以下のようになります。

<撮影料>68点×1枚＋68点×0.5×3枚＝170点
<診断料>43点×1枚＋43点×0.5×3枚＝108点（小数点以下四捨五入）

ガーゼなどの費用は処置料に含まれている

　骨に異常がないことを確認したあと、足首をテーピングで固定する処置が行われました。処置料として「絆創膏固定術（500点）」を算定します。なお、このとき使用された包帯やガーゼの代金は、上記の処置料に含まれているため、費用はかかりません。

　最後に、医師から湿布が処方されました。A病院は、院内処方ではなく、「院外処方」のため、患者は医師から「処方箋」を発行してもらい、後ほど薬局で薬を受け取ります。湿布の代金は、別途、薬局で支払うことになるため、A病院に対して患者が支払う投薬料は、**処方箋料**（68点）のみとなります。

　以上、このケースでは、診療報酬は合計1,191点（11,910円）となりました。患者が窓口負担3割に該当する年齢であれば、窓口で支払う自己負担は3,573円です。残りの医療費は保険者が医療機関に対して支払います。

足首をねんざした患者の診療報酬算定例

●初診料 …………………………………………………………… 288点
●処置料 …………………………………………………………… 500点
　（絆創膏固定術　500点）
●画像診断料 ……………………………………………………… 335点
　（撮影料※単純撮影・デジタル　170点）
　（診断料※単純撮影　108点）
　（電子画像管理加算　57点）
●投薬料 …………………………………………………………… 68点
　（処方箋料　68点）

計1,191点

6-2
生活習慣病で定期的に通院

高血圧症や糖尿病などの生活習慣病にかかる患者は、推定4,000万人以上といわれています。生活習慣病の治療のため医療機関を受診し、医師による服薬などの管理を受けている場合、「特定疾患療養管理料」がかかります。

▶▶ 現代人の多くが抱える「生活習慣病」

偏った食生活や運動不足などによって発症リスクが高まる病気を、総称して「生活習慣病」といいます。具体的な生活習慣病としては、「糖尿病」「高血圧症」「脂質異常症」などがあり、これらは自覚症状がほとんどないため、そのまま放置すると重大な病気を引き起こす危険性があります。

以下では、生活習慣病のためB病院（病床数150床）に通院治療している患者の診療報酬の一例を見ていきます。

▶▶ 生活習慣病の通院治療には、医学管理料がかかる

今回のケースでは、基本診療料として「**再診料（73点）**」を算定します。加えて、医師が計画的な医学管理と丁寧な問診・病状説明を行った場合は、「**外来管理加算**＊（52点）」が再診料に加わります。

また、国が指定している疾患（生活習慣病など）を患う患者に対して、医師が、服薬・運動・栄養などの管理を行った場合、「**特定疾患療養管理料**」という医学管理料がかかります。特定疾患療養管理料の点数は、受診する病院の種類によって異なり、診療所では225点、病床数100床未満の病院では147点、病床数100床以上200床未満の病院では87点と定まっています。今回のケースでは、B病院は150床の病院のため、87点を算定します。

＊**外来管理加算**：リハビリテーションや処置など一定の診療行為を行った場合は、算定不可。

▶▶ 検査内容に応じて検査料は異なる

　血液検査を行った場合、その項目に応じて所定の点数がかかります。今回のケースでは、**血液学的検査**として「末梢血液一般*」「ヘモグロビンA1c」を行ったため、70点を算定します。また、**生化学的検査***としては「グルコース」「クレアチニン」など10項目以上を実施しました。検査項目数が10項目以上の場合、一律109点を算定する決まりです。

　別途、医師による検査結果の判断料として、「**血液学的検査判断料（125点）**」「**生化学的検査判断料（144点）**」を算定します。そのほか、「**血液採取料（35点）**」、検査の精度管理などを行っている場合は「**検体検査管理加算（40点）**」が算定されます。以上により、今回のケースの診療報酬は、合計803点となります。

生活習慣病の患者の診療報酬算定例

●再診料 ……………………………………………………… 125点
　（再診料　73点）
　（外来管理加算　52点）
●医学管理料 ……………………………………………… 87点
　（特定疾患療養管理料　87点）
●検査料 …………………………………………………… 523点
　（血液学的検査(末梢血液一般、HbA1c)　70点）
　（生化学的検査(Ⅰ)10項目以上　109点）
　（血液学的検査判断料　125点）
　（生化学的検査(Ⅰ)判断料　144点）
　（血液採取　35点）
　（検体検査管理加算(Ⅰ)　40点）
●投薬料 …………………………………………………… 68点
　（処方箋料　68点）

計803点

＊**末梢血液一般**：赤血球数、白血球数、血色素測定、ヘマトクリット値（Ht）、血小板数。

＊**生化学的検査**：生化学的検査にはⅠとⅡがあり、上記の例はⅠ。

6-3

股関節の骨折で入院①
DPC以外の病院に入院

入院治療を受けた場合、入院した日数に応じて入院料が算定されます。入院料の点数は、病棟の種類によって異なり、「急性期一般入院料1」を届け出ている病棟では、1日1,650点がかかります。

▶▶ 高齢者は骨が弱く骨折しやすい

高齢になると骨が弱くなり、ちょっとした転倒などで股関節部位（脚の付け根）などを骨折してしまうことがあります。

以下では、股関節部位の骨折（股関節大腿近位骨折）の治療のため、C病院の一般病棟に20日間入院し、治療を受けた事例を見ていきます。

▶▶ 入院料は、基本的に入院日数に応じて算定

入院すると必ずかかる診療報酬が「**入院料**」です。入院料は、病棟の種類によって異なることを第4章で解説しました。今回のケースでは、一般病棟の中で最も多くの看護師を配置している「急性期一般入院料1」を届け出ている病棟に入院した場合を考えます。

急性期一般入院料1では1日1,650点が算定されます。加えて、初期加算として、入院初日から14日目までは「450点」、15～30日目は「192点」が加わります。また、C病院では、看護師の補助業務を行う補助者が配置されており、その人数に応じた加算も加わります（今回のケースでは、「**急性期看護補助体制加算25対1（240点）**」を算定）。そのほか別途、一定の要件を満たす入院体制を整えている場合、**医療安全対策加算**や**感染防止対策加算**などの加算が加わります。20日間の入院で、合計44,287点の入院料になります。

食事代の一部は保険より支給

入院料のほか、実施した手術や検査、注射など所定の点数が算定されます。

また、診療報酬の枠組みとは別に、食事代として「**食事療養費640円**」がかかります。食事代の一部は保険から給付され、患者の自己負担は一部で済みます。また、一定の広さの食堂がある場合、「**食堂加算**」が加わります。

今回のケースでは、総額104,569点（104万5,690円）の診療報酬と、38,120円の食事療養費がかかります。入院医療費は、外来と比べて高額となってきます。

骨折治療の診療報酬算定例

● 入院料 ……………………………………………………… 44,287点
（急性期一般入院料1　1,650点 × 20日）
（初期加算　450点 × 14日 ＋ 192点 × 6日）
（急性期看護補助体制加算25対1　240点 × 14日）
（医療安全対策加算　85点）
（感染防止対策加算　390点）

● 投薬料 ……………………………………………………………… 516点
● 注射料 ……………………………………………………………… 756点
● 手術・麻酔料 …………………………………………………… 47,490点
（骨折観血的手術（大腿）　39,616点）
（閉鎖循環式全身麻酔　7,874点）

● 検査料 …………………………………………………………… 2,309点
● 画像診断料 ……………………………………………………… 4,751点
● リハビリテーション料 ………………………………………… 4,460点

計104,569点
＋

● 食事療養費 ……………………………………………………… 38,120円
（640円 × 58食　＋　食堂加算 50円 × 20日）

6-4
股関節の骨折で入院②
DPC病院に入院

DPC病院に入院した場合、注射や検査、画像診断などの費用は、基本的に包括支払い点数に含まれます。包括支払い点数は、患者に割り当てられる14桁のDPCコードと、入院期間に応じて決まります。

▶▶ DPC病院に入院した際の医療費はどうなる？

前節では、DPC/PDPS制度に加入していない「出来高支払いの病院」に入院した場合の診療報酬の算定例を紹介しました。本節では、包括支払いとなる「DPC病院」の入院医療費の具体例を見ていきます。比較のため、前節と同様に、股関節部位の骨折のため20日間入院した患者を想定します。手術や検査などまったく同じ医療を受けた場合でも、出来高支払いの病院とDPC病院では若干医療費が異なってきます。

▶▶ DPCコードによって包括支払い点数が決まる

DPC病院に入院した場合、病名や治療内容をもとに14桁の「診断群分類（DPCコード）」が患者に割り当てられます。今回のケースでは、股関節大腿近位骨折で入院し手術を行ったため、「160800xx01xxxx」のDPCコードが該当します。

当該コードの包括支払い点数は、入院期間Ⅰ（12日目まで）が1日2,521点、入院期間Ⅱ（13～23日目）が1日1,863点と定まっています。また、入院した病院の「医療機関別係数」が1.2500と仮定すると、20日間の入院の総包括支払い点数は、（2,521点×12日＋1,863点×8日）×1.2500＝56,445点となります。

▶▶ 手術などは出来高での支払い

DPC病院では、注射や画像診断などの費用は包括支払い点数に含まれ、手術など一部の医療行為は出来高支払いとなります。今回のケースでは、**手術および麻酔料**として47,490点、**検査料**（動脈血採取）50点[*]、**リハビリテーション料**4,460

---

[*] …点：検査料は、一部医師の実施する医療行為以外は包括支払い。

点が出来高支払いの扱いとなります。

　包括支払いと出来高支払いを合わせた診療報酬の総額は、108,445（108万4,450円）となりました。前節の事例と比較すると、やや高い金額となりました。

　DPC病院に入院した際の医療費は、医療機関別係数や入院期間などによって変わり、医療機関別係数が高い病院（人員体制などが手厚い病院）では医療費も高くなります。

　なお、食事代については、前節と同じ内容のため、金額は同じです。

DPC病院の診療報酬算定例（前節と同じ患者）

●DPC包括支払い ……………………………………………………… 54,445点
　＜160800xx01xxxx＞
　股関節大腿近位骨折（人工骨頭挿入術）
　（入院期間Ⅰ　2,521点×12日 ＝ 30,252点）
　（入院期間Ⅱ　1,863点× 8日 ＝ 14,904点）
　計（30,252点＋14,904点）×1.2500 ＝ 56,445点

●手術・麻酔料 ………………………………………………………… 47,490点
　（骨折観血的手術（大腿）　39,616点）
　（閉鎖循環式全身麻酔　7,874点）
●検査料 …………………………………………………………………… 50点
　（動脈血採取　50点）
●リハビリテーション料 ……………………………………………… 4,460点
　　　　　　　　　　　　　　　　　　　　　　計108,445点
　　　　　　　　　　　　　　　　　　　　　　　　＋
●食事療養費 …………………………………………………………… 38,120円
　（640円×58食　＋　食堂加算 50円×20日）

第6章　診療報酬の算定例

6-5

リハビリテーション病院に入院
股関節大腿近位骨折、脳梗塞など

　高齢者は、骨折などによって身体機能が衰え、寝たきりとなってしまう場合があります。寝たきりを防ぐため、治療後に「回復期リハビリテーション病棟」へと転院し、集中的なリハビリテーション治療を受けることができます。

▶▶ 回復期リハビリテーション病院でリハビリ治療

　前節で取り上げた「股関節部位の骨折」や、「脳梗塞」の患者などは、急性期の治療後、身体機能を回復させるため引き続き「リハビリテーション病院（病棟）」に転院し、集中的なリハビリテーション治療を受ける必要があります。以下では、骨折の治療後、**「回復期リハビリテーション病棟」**に40日間入院した際の診療報酬事例を見ます。

▶▶ 検査料や画像診断料などはかからない

　回復期リハビリテーション病棟では、入院中の検査や画像診断、投薬などの費用は入院料に含まれているという考え方のため、それらの費用は基本的に患者に請求されません。そのため、回復期リハビリテーション病棟の診療報酬は、**「リハビリテーション料」**と**「入院料」**が主となります。

▶▶ リハビリテーション20分＝1単位

　骨折で入院した患者に、リハビリテーション治療が実施された場合、**「運動器リハビリテーション料」**が算定されます。運動器リハビリテーション料は、理学療法士などの人員体制、重症者の割合、自宅などに退院する割合、実績指数などに応じて1～6のランクがあります。最も手厚い体制が「I」です。

　運動器リハビリテーション料Iの診療報酬は、「1単位185点」と定められています。1単位というのは、リハビリテーションを20分以上提供したことを表します。リハビリテーションを40分実施した場合は「2単位」、1時間実施した場合は「3

単位」となります。

今回のケースでは、40日間の入院中に計221単位のリハビリテーションが行われました。この場合、リハビリテーション料の総額は41,185点となります（**リハビリテーション総合計画評価料***を含む）。

▶▶ 回復期リハビリテーション病棟のランクは六つ

回復期リハビリテーション病棟も1～6のランクが存在します。「看護師の配置人数」「重症患者の割合」「実績指数」などについて一定の基準を満たしている病棟では、最も評価の高い「1」を取得できます。回復期リハビリテーション病棟1の入院料は1日2,129点です。さらに、病棟での診療業務を専門で行う医師がいる医療機関では、体制強化加算として200点が入院料にプラスされます。

回復期リハビリテーション病棟の診療報酬算定例

1単位＝20分以上のリハビリテーション

● リハビリテーション料 ………………………………………… 41,185点
　（運動器リハビリテーション料I　185点 × 221単位）
　（リハビリテーション総合計画評価料1　300点）
● 入院料 ………………………………………………………… 93,160点
　（回復期リハビリテーション病棟1　2,129点 × 40日）
　（体制強化加算1　200点 × 40日）

計134,345点
＋

● 食事療養費 …………………………………………………… 77,520円
　（640円 × 118食　＋　食堂加算 50円 × 40日）

---

*　…**評価料**：医師などがリハビリテーション総合実施計画を作成した場合に算定。

6-6

療養病棟に長期入院

療養病棟には、長期の入院生活を必要とする患者が主に入院します。末期の腎不全の患者なども入院し、医療機関で人工透析治療を受けながら療養生活を送ります。また、療養病棟では居住費の負担が患者に発生します。

▶▶ 長期の療養生活を必要とする患者が入院

長期に及ぶ療養生活を必要とする患者が、「療養病棟」に入院した場合の診療報酬の算定事例を解説します。以下では、人工透析治療を必要とする患者が、療養病棟に200日間入院した場合を想定します。

▶▶ 腎臓の機能を代替する「人工腎臓」

体の中の「腎臓」と呼ばれる器官は、血液中の老廃物や余分な水分を排出する役割を担っています。その腎臓が病気（腎不全）になると、血液中に有害な物質がたまり、様々な症状が出てきます。

腎臓の役割を代替する医療機器として、「人工腎臓」があります。腎不全の患者の多くは、人工腎臓によって血液をろ過する治療を受けます。通常、週に3日間行い、1回につき4時間程度かかります。

人工腎臓の診療報酬は、2018年度の改定で、透析用監視装置の台数や、その台数に対する患者数の割合などにより、三つの区分に分けられることになりました。さらに今回の改定で、HIF-PH阻害薬を院外処方している患者とそれ以外の患者で評価が見直されました。4時間未満の場合は1,844 ～ 1,924点、4 ～ 5時間は1,999 ～ 2,084点、5時間以上は2,129 ～ 2,219点と定まっています[*]。また、透析で使用する水質を適切に管理している場合、**透析液水質確保加算**として10点が加算されます。そのほか、人工腎臓で使用する医療材料（ダイアライザーなど）の費用が別途かかります。

＊…います：別に厚生労働大臣が定める患者の場合。

療養病棟入院基本料はA〜Iの9段階

　療養病棟の入院料は、**患者の「医療区分」と「ADL区分」に応じた9段階評価**になっていることを第4章で解説しました。例えば、「医療区分2」「ADL区分1」に該当する場合、療養病棟入院料Fを算定します。入院中に医療区分・ADL区分が変わった場合は、それに合わせて入院基本料も1日ごとに変更されます。今回のケースでは、「療養病棟入院料F」を170日間、「療養病棟入院料C」を30日間算定しています。

　また、設備が一定の基準を満たす療養病棟の場合は、「**療養病棟療養環境加算**」が入院料に加算されます。また、人工透析治療を行っている患者が療養病棟に入院している場合、「**慢性維持透析管理加算**」を算定します。

療養病棟では居住費負担が発生

　65歳以上の患者が療養病棟など*に入院した場合、食事代のほかに、**居住費**（1日398円）がかかります。医療区分によって患者の自己負担額がこれまで異なりましたが、2018年度から居住費の自己負担は370円に統一されています。

第6章　診療報酬の算定例

療養病棟の診療報酬算定例（65歳以上の患者）

●処置料 ……………………………………………………… 179,396点
　（人工腎臓（4時間未満）　1,924※1点 × 86回）
　（透析液水質確保加算　10点 × 86回）
　（ダイアライザー　152点× 86回）
●入院料 ……………………………………………………… 299,970点
　（療養病棟入院料1・F　1,232点 × 170日）
　（療養病棟入院料1・C　1,471点 × 30日）
　（療養病棟療養環境加算　132点 × 200日）
　（慢性維持透析管理加算　100点 × 200日））

　　　　　　　　　　　　　　　　　　計479,366点
　　　　　　　　　　　　　　　　　　　　＋
●生活療養費 ………………………………………………… 412,000円
　（食費554円×600食　＋　居住費398円×200日）

※1 慢性維持透析を行った場合1

＊ …など：医療法上の病床区分の一つである「療養病床」を届け出ている病棟。療養病床では、診療報酬上、療養病棟のほかに回復期リハビリテーション病棟や地域包括ケア病棟などの入院料を算定することが可能。

第6章まとめ

● 医療機関の外来を受診した場合、「初診料」か「再診料」が必ずかかります。

● 医師が、生活習慣病を患う患者に対し、服薬・運動・栄養などの管理を行った場合、「特定疾患療養管理料」が算定されます。

● DPC病院と、DPC以外の病院では、診療報酬の算定方式が大きく異なります。

● DPC以外の病院の一般病棟では、入院初日から30日目までの間、入院基本料に加えて「初期加算」がかかります。

● DPC病院に入院した場合の入院料（包括支払い点数）は、患者のDPCコードに応じて決まります。例えば、「160800xx01xxxx（股関節大腿近位骨折）」に該当する場合、入院期間Iの点数は1日2,521点です。

● 包括支払い点数に、「医療機関別係数」を掛けた金額が、最終的な包括支払い点数になります。

● 骨折や脳梗塞の患者は、一般病棟を退院後、必要に応じて「回復期リハビリテーション病棟」に移り、集中的なリハビリテーション治療を受けます。

● 回復期リハビリテーション病棟では、検査や画像診断などの費用が入院料に包括されています。

● リハビリテーション料は種類によって点数が異なります。運動器リハビリテーション料I」の場合、1単位185点です（1単位＝20分）。

● 療養病棟の入院料は、「医療区分」と「ADL区分」で決められています。入院中に、医療区分あるいはADL区分が変わった場合、その日から入院料も変更されます。

● 療養病棟に入院する65歳以上の患者は、2018年度から居住費の自己負担が一律370円になっています（難病の患者を除く）。

第 **7** 章

在宅医療の診療報酬

　近年は、病院や施設ではなく、住み慣れた自宅での療養生活を望む人が増えています。患者の自宅などで行われる医療のことを「在宅医療」と呼びます。

　本章では、在宅医療にはどのような種類があるのか、また、その診療報酬の点数やルールについて解説します。

　在宅医療の診療報酬は、近年、徐々に複雑化してきており、在宅医療を提供する医療機関の種類や、在宅医療を受ける患者の状況、訪問診療の回数や人数によって、点数が細分化されています。

　また、看護師が患者の自宅などを訪問する「訪問看護」の診療報酬についても第6節で説明します。

7-1

在宅療養支援診療所／病院
24時間体制で在宅医療を提供

病院や介護施設ではなく自宅などで療養生活を送る患者が今後増えていくと見込まれることから、24時間在宅医療に対応する医療機関として「在宅療養支援診療所（在宅療養支援病院）」の普及を国は目指しています。

▶▶ 在宅療養支援診療所（病院）は全体のおよそ1割

24時間体制で在宅医療に対応している医療機関を「**在宅療養支援診療所（病院の場合は在宅療養支援病院**）」といいます。「在宅医療」とは、自宅などで療養生活を送る患者に対して、医師などが訪問し医療を提供することです。

在宅療養支援診療所／病院として届け出ている医療機関は年々増加しており、現在、在宅療養支援診療所は13,991施設、在宅療養支援病院は1,345施設あります（2018年7月1日現在）。医療機関全体の1割程度が、在宅療養支援診療所／病院を届け出ているのが現状です。

▶▶ 届出には、「24時間往診可能な体制」が必要

在宅療養支援診療所／病院として届け出るためには、いくつかの要件を満たす必要があります。主な要件としては、「24時間往診が可能な体制」「24時間訪問看護が可能な体制」「緊急時に在宅患者が入院できる病床の確保」などがあります。基本的には、在宅で療養生活を過ごす患者の病態が急変した際に、いつでも対応可能な体制を確保することが求められます。

なお、病院が在宅療養支援病院を届け出る場合、病床数が200床未満の病院（または半径4km以内に診療所がない病院）に限られます。大規模病院ではなく、中小規模の病院が在宅療養支援を担うことを国が期待しているためです。

また、在宅療養支援診療所／病院を届け出ている医療機関では、従来の医療機関と比べて、往診料など在宅医療に関する診療報酬の点数が高く設定されています。

▶▶ 緊急往診10件以上などで「機能強化型」に格上げ

　在宅療養支援診療所／病院には、「**機能強化型**」と呼ばれる一つ上のランクが存在します。在宅療養支援診療所（13,991施設）のうち、機能強化型の在宅療養支援診療所を届け出ている診療所は3,164施設あります。また、在宅療養支援病院（1,345施設）のうち、機能強化型のものは523施設あります（2018年7月1日現在）。

　機能強化型を届け出るためには、通常型の在宅療養支援診療所／病院の要件に加えて、一定の実績（1年間の緊急往診10件以上、看取り4件以上など）があることが要件です。機能強化型を届け出た場合、診療報酬上の評価がさらに高くなります。

　なお、機能強化型を複数の医療機関で連携して届け出ることも可能です。

在宅療養支援診療所／病院の主な要件

＜在宅療養支援診療所／病院＞ 　10,827診療所、822病院

- □ 24時間往診が可能な体制の確保
- □ 24時間訪問看護が可能な体制の確保
- □ 緊急時に在宅患者が入院できる病床の確保
- □ 病院の場合、200床未満または半径4km以内に診療所がない病院

＜機能強化型の在宅療養支援診療所／病院＞ 　3,164診療所、523病院

上記の要件に加えて、以下の要件を満たすこと
- □ 在宅医療を担当する常勤医師3名以上
- □ 過去1年間の緊急往診10件以上
- □ 過去1年間の看取り4件以上[※1]

　複数の医療機関（10施設未満）で連携し、要件を満たすことも可能。
　ただし、各医療機関の緊急往診実績4件以上、看取り2件以上[※1]。

※1 看取りでなく、15歳未満の超重症児・準超重症児に対する在宅医療の実績も可。
※ 医療機関の数は2018年8月1日時点（中央社会保険医療協議会（2019年9月11日））。

在宅医療の診療報酬例①
往診（緊急的な訪問）

ここからは、在宅医療の診療報酬について、事例を交えて解説していきます。在宅医療は、医師が患者の自宅を緊急で訪問する「往診」と、定期的な診療のために訪問する「訪問診療」の2種類があります。

▶▶ 在宅医療は基本的に出来高算定

在宅医療の診療報酬は、基本的には外来医療と同様の仕組みです。基本診療料（初診料・再診料）に加えて、実施した医療行為に即した特掲診療料（注射料・処置料など）がかかります。

ただし、外来医療と異なる点として、「往診料」や「訪問診療料」など在宅医療に関する診療報酬がかかります。以下では、事例をもとに在宅医療の診療報酬を解説していきます。

▶▶ 在宅医療は「往診」と「訪問診療」の二種類

まず、在宅医療には大きく分けて「**往診**」と「**訪問診療**」の2種類があります。

往診とは、「突発的な病状変化の診療のため、患者の自宅などに緊急的に訪問すること」をいいます。一方、訪問診療は、「通院が困難な方に対して、診察のために定期的に訪問を行うこと」をいいます。緊急的な訪問（往診）か、それとも定期的な訪問（訪問診療）かによって、診療報酬が大きく異なるため、この二つの区分をおさえておくことが重要です。

事例として、在宅で療養中の患者が急に発熱し、主治医である在宅療養支援診療所の医師が、外来の診察時間中に緊急で往診を行ったケースを考えます。

▶▶ 往診を受けた場合、「往診料」がかかる

まず、外来医療と同様、基本診療料として「**再診料（73点）**」が算定されます。また、薬（処方箋）を交付してもらうと、投薬料として「**処方箋料**（68点）」が算定されます。

加えて、在宅医療の診療報酬として「**往診料（720点）**」がかかります。今回のケースでは、外来の診察時間中に緊急で対応したため「**緊急加算**（650点）」が付加されます。

なお、緊急加算は、在宅療養支援診療所を届け出ている診療所の場合は650点ですが、「機能強化型」の在宅療養支援診療所を届け出ている場合は750点、そのほかの診療所では325点と点数に差があります。また、休日や深夜に往診した場合には、休日加算や往診加算が適用されます。

▶▶ 看護師や薬剤師による訪問も行われる

医師による訪問以外に、必要に応じて看護師や薬剤師が訪問した場合には、「**訪問看護・指導料**」などの費用が別途かかります。

在宅医療（往診）の診療報酬算定例

<往診>
突発的な病状変化の診療のため緊急的に訪問

● 再診料 …………………………………………………… 73点
　（再診料　73点）
● 在宅医療料 ……………………………………………… 1,370点
　（往診料　720点）
　（緊急加算　650点）
● 投薬料 …………………………………………………… 68点
　（処方箋料　68点）

計1,511点
＋
（注射料、検査料、処置料などの費用）

7-3

在宅医療の診療報酬例②
訪問診療（定期的な訪問）

訪問診療では、「在宅患者訪問診療料」「医学総合管理料」と呼ばれる二つの診療報酬を基本的に算定します。これらの診療報酬には、再診料ならびに投薬料の点数が含まれていることに注意する必要があります。

▶▶ 訪問診療の診療報酬は主に二つ

前節では、「往診（緊急的な訪問）」の基本的な診療報酬について解説しました。本節では、「訪問診療（定期的な訪問）」のケースを見ていきます。

訪問診療の主な診療報酬としては、「在宅患者訪問診療料」と「医学総合管理料」の二つがあります。在宅患者訪問診療料は、その名の通り、患者の自宅などを医師が訪れて診療を行った場合に算定されます。

医学総合管理料は、月1回以上の訪問診療を提供している患者に対して、在宅療養計画を作成し、総合的な医学管理を行った場合に算定されます。

▶▶ 訪問場所や訪問人数によって点数が異なる

「在宅患者訪問診療料」ならびに「医学総合管理料」の点数は、訪問する場所（自宅、有料老人ホームなど）や訪問人数によって異なるのが特徴です。

例えば、在宅患者訪問診療料の点数は通常1回888点ですが、同じ建物に住む患者2人以上に対して、同じ日に訪問診療を行った場合は患者1人につき213点となります。

医学総合管理料は、「患者の自宅への訪問診療」の場合と「施設*への訪問診療」の場合で点数が異なります。自宅への訪問の場合は「在宅時医学総合管理料」、施設への訪問の場合は「施設入居時等医学総合管理料」が算定されます。また、医学総合管理料は、在宅療養支援診療所／病院の届出の有無や、1か月間の訪問診療の回数（1回または2回以上）などによって細かく点数が規定されています（詳しくは次節で解説します）。

＊施設：養護老人ホーム、軽費老人ホーム、特別養護老人ホーム、有料老人ホーム、サービス付き高齢者向け住宅、認知症グループホーム。

▶▶ 再診料は、訪問診療料の点数に含まれている

　一例として、自宅で療養生活を送る患者が、在宅療養支援診療所の医師から月1回訪問診療を受けた場合、診療報酬としては「**在宅患者訪問診療料（1回888点）**」と「**在宅時医学総合管理料（2,300点）**」が算定されます。なお、往診とは異なり、再診料は在宅患者訪問診療料に含まれているため算定しません。検査や注射などを行った場合はその費用が別途かかりますが、投薬料（処方箋料含む）および処置料の一部などは在宅時医学総合管理料の点数に含まれているという扱いです。

　有料老人ホームに居住する患者複数人に対し、同一日に訪問診療が行われた場合、「**在宅患者訪問診療料（1回213点）**」と「**施設入居時等医学総合管理料（680点*）**」が算定されます。

在宅医療（訪問診療）の診療報酬算定例

＜自宅への訪問診療＞　月1回

- ●在宅医療料 ……………………………………………………………… 3,188点
  （在宅患者訪問診療料　888点）
  （在宅時医学総合管理料　2,300点）

　　　　　　　　　　　　　　　　　　　　　　　　計3,188点

＜有料老人ホームへの訪問診療＞　月1回

- ●在宅医療料 ……………………………………………………………… 893点
  （在宅患者訪問診療料　213点）※1
  （施設入居時等医学総合管理料　680点）※2

　　　　　　　　　　　　　　　　　　　　　　　　計893点

※1 同じ建物に住む他の患者に、同じ日に訪問診療をした場合の点数。
※2 訪問診療を提供している患者が同じ建物に10人以上いる場合の点数。

＊**680点**：同じ診療所から訪問診療を受けている患者が、同じ施設内に10人以上いる場合の点数。

7-4

医学総合管理料

「在宅時医学総合管理料」「施設入居時等医学総合管理料」の点数は、訪問診療を受ける患者の状態や人数、在宅療養支援診療所／病院の届出の有無などに応じて、細かく点数が定められています。

▶▶ 同じ建物内の患者の人数によって、点数が異なる

前節で触れた「医学総合管理料（在宅時医学総合管理料・施設入居時等医学総合管理料）」について、もう少し詳しく解説していきます。医学総合管理料は、主に以下の四つの項目に応じて点数が細かく分かれています。

①在宅療養支援診療所／病院の届出の有無
②患者の状態（重症患者への該当の有無）
③1か月の訪問回数（1回もしくは2回以上）
④同じ建物内の訪問診療患者の人数

一例として、「機能強化型の在宅療養支援診療所（病床なし）」の医師が、有料老人ホームに入居している患者に対し、訪問診療を「月1回」行っている場合を考えます。なお、自宅ではなく有料老人ホームへの訪問のため、「施設入居時等医学総合管理料」を算定することになります。

上記の診療所が訪問診療を提供している患者が、同じ有料老人ホーム内に1人だけの場合、医学総合管理料の点数は「1,800点」となります。仮に、訪問診療を提供している患者が有料老人ホーム内に10人以上いる場合には、患者1人の点数は「720点」になります。患者が2〜9人の場合は「990点」です。同じ施設内に訪問診療を受ける患者が多くいるほど、点数が下がる仕組みになっています。

同じ施設の複数の患者に訪問診療を行う医療機関では、患者1人あたりの診療報酬は低くなりますが、訪問にかかる移動時間は短くて済みます。

末期のがん患者への訪問診療は手厚い点数

次に、「月2回」の訪問診療を行っている場合を考えます。上記の例と同様のケースでは、同じ施設内に患者が1人だけの場合「2,900点」、2～9人の場合「1,550点」、10人以上の場合「1,100点」となっています。

また、患者が「**重症患者***」に該当する場合は、より高い点数が設定されています。同じ施設内に患者が1人だけの場合は「3,600点」、2～9人の場合「2,970点」、10人以上の場合「2,640点」です。重症患者というのは、「末期の悪性腫瘍の患者・在宅血液透析を実施している患者・酸素療法を実施している患者」などです。

在宅時医学総合管理料についても、施設入居時等医学総合管理料と同様の仕組みですが、点数はやや高めとなっています。

施設入居時等医学総合管理料の点数一覧

患者の状態		単一建物の診療患者数		
		1人	2人～9人	10人以上
機能強化型の在宅療養支援診療所／病院（病床あり）	重症患者（月2回以上訪問）	3,900点	3,240点	2,880点
	その他（月2回以上訪問）	3,200点	1,700点	1,200点
	その他（月1回訪問）	1,980点	1,080点	780点
機能強化型の在宅療養支援診療所／病院（病床なし）	重症患者（月2回以上訪問）	3,600点	2,970点	2,640点
	その他（月2回以上訪問）	2,900点	1,550点	1,100点
	その他（月1回訪問）	1,800点	990点	720点
在宅療養支援診療所／病院	重症患者（月2回以上訪問）	3,300点	2,700点	2,400点
	その他（月2回以上訪問）	2,600点	1,400点	1,000点
	その他（月1回訪問）	1,640点	920点	680点
上記以外	重症患者（月2回以上訪問）	2,450点	2,025点	1,800点
	その他（月2回以上訪問）	1,950点	1,025点	750点
	その他（月1回訪問）	1,280点	725点	560点

***重症患者**：厚生労働省が定める状態をいい、特掲診療科の施設基準等別表第8の2に掲げる疾患・状態。

第7章 在宅医療の診療報酬

7-5

在宅療養指導管理料
自己注射、酸素療法など

インスリン注射など一部の医療行為は、医師による指導・管理のもと、患者が自ら行うことができます。在宅自己注射のほか、在宅酸素療法や在宅血液透析などがあり、各々、医師の指導を受けた際に指導管理料がかかります。

▶▶ 患者が自宅で行う医療行為を、指導・管理

在宅医療には、患者が医師から適切な指導を受けることによって、患者自身で行うことのできる医療行為があります。

例えば、糖尿病を患う患者は、血糖値を下げるために、食事前などに定期的なインスリン注射を必要とする場合があります。そのため、患者は医師からインスリン注射を行う方法や注意点などを指導してもらうことで、患者自身でインスリン注射を行うことができます。

上記のように、在宅で療養生活を送る患者に対して、医師が適切な医療行為の指導・管理を行った際には、診療報酬として「**在宅療養指導管理料**」を算定します。在宅療養指導管理料には、いくつか種類があり、自己注射のほか酸素療法や自己導尿などがあります。

▶▶ 在宅自己注射指導管理料

上記で例示したインスリン注射などの**自己注射**の方法や注意点を、医師が患者に指導・管理した際には、「**在宅自己注射指導管理料**」を算定します。

患者が自己注射できる注射薬は、「頻回の投与や緊急の投与が必要なもので、外来に通院して投与し続けることは困難と考えられるもの」として、国が認めた注射薬のみに限定されています。インスリン製剤のほか、ヒト成長ホルモン剤、インターフェロンベータ製剤など数十種類が、自己注射が可能なものとして認められています。なお、注入器や注射針が必要な場合、別途それらの費用がかかります。

▶▶ 在宅酸素療法指導管理料

　肺の機能が衰え、十分な酸素を体内に取り込むことができなくなった患者に、治療の一つとして「**在宅酸素療法**」を行う場合があります。在宅酸素療法は、酸素供給機を用いて酸素を吸入することで肺の負担を減らし、社会復帰を目指すことができます。在宅酸素療法に関する指導・管理が行われた際には、「**在宅酸素療法指導管理料**」が算定されます。

▶▶ そのほかの在宅療養指導管理料

　そのほか、睡眠時無呼吸症候群の患者を対象とした「**在宅持続陽圧呼吸療法指導管理料**」や「**在宅血液透析指導管理料**」などがあります。

在宅療養指導管理料の一例	
在宅療養指導管理料	概要
在宅自己注射指導管理料	患者が在宅でインスリン製剤などを自己注射することができるよう指導・管理を実施
在宅酸素療法指導管理料	慢性呼吸不全例や肺高血圧症の患者などに対し、在宅で患者自らが酸素吸入を実施できるよう指導・管理を実施
在宅持続陽圧呼吸療法指導管理料	睡眠時無呼吸症候群の患者が、在宅で呼吸療法を実施できるよう指導・管理を実施
在宅寝たきり患者処置指導管理料	寝たきりの状態にある患者が、自ら（または家族など）が在宅で創傷処置を実施できるよう指導・管理を実施
在宅妊娠糖尿病患者指導管理料	妊娠中の糖尿病患者に対し、適切な療養指導を実施
在宅血液透析指導管理料	腎不全の患者が在宅において血液透析療法を実施できるよう指導・管理を実施
在宅中心静脈栄養法指導管理料	中心静脈栄養法が必要な患者が、在宅で自ら実施できるよう指導
在宅自己導尿指導管理料	自然排尿が困難な患者が、在宅で自己導尿を行えるよう指導・管理を実施

7-6
そのほかの在宅医療
訪問看護、薬剤指導など

在宅医療では、医師以外に、看護師や薬剤師、管理栄養士などによる訪問も行われます。それぞれ医師の指示に基づき、医療的な処置や服薬状況の確認、栄養管理などが行われます。

▶▶ 医師の指示のもと、看護師などが訪問

前節までは、医師が、患者の自宅などを訪れて診察や医学的な管理を行った場合の診療報酬を説明してきました。本節では、医師以外の医療職が在宅を訪問する場合の診療報酬について解説します。

看護師や**薬剤師**、**管理栄養士**などが、医師の指示に基づき必要に応じて患者の自宅などを訪問します。

▶▶ 訪問看護は、「医療機関」「ステーション」の2通り

看護師が、医師からの指示を受けて患者の自宅などを訪問することを「**訪問看護**」といいます。訪問看護には、「**医療機関の看護師**」が訪問する場合と、「**訪問看護ステーション**」から看護師が訪問する場合の2通りがあります。訪問看護ステーションは、医療機関とは異なる事業体で、看護職員2.5人以上（パート含む）などの基準を満たすことで設立できます。

医療機関の看護師が患者の自宅を訪問する場合、診療報酬の「**在宅患者訪問看護・指導料**」が算定されます。通常は週3日まで訪問することができ、1日580点が算定されます。今回の改定で、医療機関からのより手厚い訪問看護提供体制を評価する観点から、一定の実績を満たす場合について**訪問看護・指導体制充実加算**が新設されました。他方、訪問看護ステーションから看護師が訪問する場合は、上記の在宅患者訪問看護・指導料に相当する「**訪問看護基本療養費Ⅰ**」が算定されるほか、「**訪問看護管理療養費**」と呼ばれる費用がかかります。

なお、同じ日に同じ建物内の患者3人以上を訪問する場合は、1人あたりの点数

が上記よりも低くなります。また、末期の悪性腫瘍など「**厚生労働大臣が定める疾病等***」に該当する患者の場合は、週4日以上の訪問が可能です。

▶▶ 訪問薬剤管理指導、訪問栄養食事指導

　薬剤師が訪問し、医師が発行した処方箋をもとに薬を処方するほか、服薬状況の確認や指導などを行った場合、「**在宅患者訪問薬剤管理指導料**」が算定されます。また、管理栄養士が訪問して、献立の作成や栄養管理を行った場合には「**在宅患者訪問栄養食事指導料**」が算定されます。

▶▶ 在宅医療は介護保険が優先される

　在宅医療の診療報酬を算定する際の注意点として、介護保険の適用者（要介護・要支援の認定を受けている人）の場合、医療保険ではなく**介護保険が優先**されます。例えば、要介護認定者が訪問看護を利用する場合は、介護保険の訪問看護に則りサービスの提供と費用の算定が行われます*。

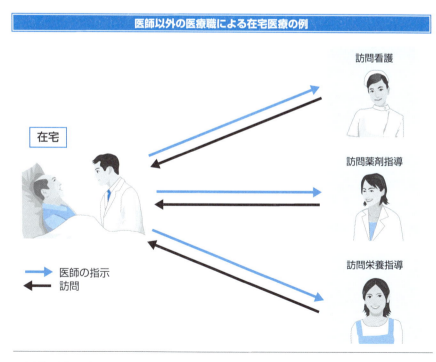

医師以外の医療職による在宅医療の例

在宅

訪問看護

訪問薬剤指導

訪問栄養指導

→ 医師の指示
← 訪問

---

* **疾病等**：末期の悪性腫瘍、多発性硬化症、重症筋無力症、スモン、筋萎縮性側索硬化症、脊髄小脳変性症、ハンチントン病、進行性筋ジストロフィー症、パーキンソン病関連疾患など。

* **…行われます**：末期の悪性腫瘍など厚生労働大臣が定める疾病等に該当する患者の場合、医療保険が適用。

第7章まとめ

● 24時間体制で在宅医療に対応している医療機関を「在宅療養支援診療所」あるいは「在宅療養支援病院」といいます。

● 在宅療養支援診療所／病院を届け出ている医療機関では、そのほかの医療機関と比べて、在宅医療の診療報酬が高めに評価されます。

● 在宅医療には、「往診（緊急的な訪問）」と、「訪問診療（定期的な訪問）」の2種類があります。

● 往診した場合、「往診料」がかかります。往診する時間帯によって、別途加算が付加されます。

● 訪問診療をした場合、「訪問診療料」と「医学総合管理料」がかかります。

● 患者の自宅への訪問の場合は「在宅時医学総合管理料」、有料老人ホームなどの施設への訪問の場合は「施設入居時等医学総合管理料」を算定します。

● 医学総合管理料は、在宅療養支援診療所／病院の届出の有無や、重症患者への該当によって、点数が細かく規定されています。

● インスリン注射などを患者自身で行えるよう、医師が指導・管理を行った場合、「在宅療養指導管理料」を算定します。

● 在宅療養指導管理料には、在宅自己注射のほか、在宅酸素療法や在宅血液透析などがあります。

● 医師による往診・訪問診療以外に、訪問看護や訪問薬剤指導などの在宅医療があります。

● 訪問看護については、「医療機関から看護師が訪問する場合」と、「訪問看護ステーションから訪問する場合」の2通りがあります。

第**8**章

診療報酬と施設基準

　医療機関が診療報酬を請求するためには、「施設基準」と呼ばれる基準を満たさなければいけない場合があります。

　本章では、施設基準とはどのような基準で、施設基準にはどのような種類があるのかを事例を交えながら解説します。

　例えば、入院料の一つ「急性期一般入院料1」を算定するためには、平均在院日数などいくつかの施設基準を満たさなければいけません。第2節～第4節で、その施設基準の一例を紹介します。

　また、施設基準を満たしている医療機関では、事前に、施設基準の届出を行うことが必要となります。届出関係については第5節で解説します。

8-1

算定要件と施設基準

診療報酬を算定するためには、「算定要件」と「施設基準」を満たすことが必要です。算定要件は「医療行為に関する基準」、施設基準は「医療機関の人員体制や設備に関する基準」を意味します。

▶▶ 算定要件のほかに、「施設基準」がある

これまで第3章〜第7章では、診療報酬の基本的な仕組みとして、「診療報酬には、どのような種類があるのか」、「各々の診療報酬を算定するための要件（算定要件）はどのようなものか」といったことを中心に説明してきました。

本章では、診療報酬におけるもう一つの重要な仕組み「**施設基準**」について解説していきます。診療報酬の多くは、「算定要件」のほかに「施設基準」を満たした医療機関でないと算定できない決まりとなっています。

▶▶ 医療機関は、施設基準を地方厚生局に届け出る

医学管理料の一つ「**糖尿病合併症管理料**」を例に挙げます。

糖尿病合併症管理料の算定要件は、「医師（または医師の指示に基づき看護師）が、糖尿病足病変に関する指導が必要な患者に指導を行った場合」に算定するものとされています。仮に、この算定要件の通りに患者に指導を行っている医療機関であっても、別途以下の施設基準を満たしていなければ、糖尿病合併症管理料を算定することはできません。

- 糖尿病治療及び糖尿病足病変の診療に従事した経験を5年以上有する専任の常勤医師1名以上が配置されている（非常勤医師2名以上の組み合わせでも可）
- 糖尿病足病変患者の看護に従事した経験を5年以上有する専任の看護師1名以上（適切な研修を修了した者）が配置されている

・**医療機関の屋内が禁煙である**

上記の施設基準を満たしている医療機関では、地方厚生局[*]に施設基準の届出を行います。そして、届出が受理された医療機関で糖尿病合併症管理料の算定を行うことができます。

▶▶ 施設基準は、人員体制や設備などに関する基準

上記の例のように、診療報酬の多くには、算定要件のほかに施設基準が定められています。施設基準というのは、主に医療機関内の人員体制や構造・設備などについて定めた基準です。

診療報酬を算定するためには、「①**施設基準を満たす体制を整える**」「②**施設基準を地方厚生局に届け出る**」「③**算定要件のとおり患者に医療を提供する**」というプロセスが必要となります。

一口に施設基準といっても、診療報酬の種類によってその内容は様々です。次節以降では、施設基準の主な例を紹介していきます。

算定要件と施設基準の例

当該施設基準を
届け出た病院

算定要件

例）糖尿病合併症管理料
医師が糖尿病足病変に関する指導が必要と認めた患者に対して、医師または医師の指示に基づき看護師が指導を行った場合に170点を算定（月1回）。

施設基準

例）糖尿病合併症管理料
・ 医療機関内に糖尿病治療及び糖尿病足病変の診療に従事した経験を5年以上有する専任の常勤医師が1名以上配置されていること（非常勤医師2名以上の組み合わせでも可）。
・ 医療機関内に糖尿病足病変患者の看護に従事した経験を5年以上有する専任の看護師であって、糖尿病足病変の指導に係る適切な研修を修了した者が1名以上配置されていること。
・ 医療機関の屋内が禁煙であること。

---

[*]**地方厚生局**：厚生労働省の出先機関。衛生・福祉分野の指導監査や許認可の事務を担う。

第8章　診療報酬と施設基準

8-2
平均在院日数
患者の平均的な入院日数

　一般病棟入院基本料などには施設基準の一つとして「平均在院日数」が設定されています。一般病棟の急性期一般入院料1を届け出る場合、平均在院日数が「18日以内」であることが必要です。

▶▶ 病棟によって、平均在院日数に上限

　施設基準の一つに、「**平均在院日数**」と呼ばれる基準があります。平均在院日数は、入院した患者の平均的な入院日数を表します。病棟の種類によって、平均在院日数に上限が定められており、その上限を超える医療機関では、ある特定の病棟を届け出できない（入院料を算定できない）決まりです。

▶▶ 急性期一般入院料1の施設基準は「18日以内」

　第4章第4節で解説した「一般病棟」には、施設基準の一つとして平均在院日数に上限が定められています。

　一般病棟は、主に急性期的な患者が入院する病棟で、看護師の人数や重症度、医療・看護必要度などに応じて「急性期一般入院基本料」には1 ～ 7が、「地域一般入院基本料」には1 ～ 3の種類があることを説明しました。例えば、急性期一般入院料1を届け出ている病棟の場合、平均在院日数は「18日以内」であることが求められます。同様に、急性期一般入院料2 ～ 7の場合は「21日以内」、地域一般入院料1・2の場合は「24日以内」、地域一般入院料3の場合は「60日以内」という基準です。

　上記の基準を満たしていない医療機関では、各入院基本料を届け出ることができません。また、仮に急性期一般入院料1を届け出た医療機関が、途中から平均在院日数が18日を超えてしまった場合*、急性期一般入院料1の届出を取り下げなくてはいけません。届出の取り下げによって、医療機関から患者に請求する入院料が変わることになります。その結果、医療機関は、収入が減少し、経営的に大きな

＊…**場合**：平均在院日数の要件については、3か月を超えない期間の1割以内の一時的な変動であれば、届出の変更は不要。

影響を受ける可能性もあります。

▶▶ 平均在院日数は3カ月間の患者数で計算

　　平均在院日数の計算方法は、3か月間の「在院患者延日数」を、「（新入棟患者数と新退棟患者数）の平均」で割ったものです。

　　在院患者延日数とは、毎日24時現在に病棟に入院中の患者の合計入院日数のことです。例えば、4月〜6月（91日間）に毎日40人の患者が入院している病棟では、在院患者延日数が40人×91日＝3640日となります。

　　新入棟患者数ならびに新退棟患者数というのは、病棟に新たに入院した患者、あるいは退院した患者の人数です。平均在院日数の計算では、3か月間の平均値を用います。例えば、上記の病棟の4月〜6月の3か月間の新入棟患者数が220人、新退棟患者数が210人であった場合、その平均は215人です。この病棟の平均在院日数を計算すると、3640日÷215人≒16.9日となります。

平均在院日数の計算式と一般病棟の基準

$$平均在院日数 = \frac{在院患者延日数}{（新入棟患者数 ＋ 退棟患者数）／2}$$

一般病棟の種別	平均在院日数の基準
急性期一般入院料1	18日以内
急性期一般入院料2〜7	21日以内
地域一般入院料1〜2	24日以内
地域一般入院料3	60日以内

第8章　診療報酬と施設基準

8-3
看護配置
1日に必要な看護職員数

病棟には、施設基準として最低限必要な看護師数が定められています。急性期一般入院料1の場合、患者7人に対して看護師1人以上の配置が必要です。また、看護の勤務体制は、日勤・準夜・深夜の3交代制が標準とされています。

▶▶ 病棟の重要な施設基準「看護配置」

入院料の重要な施設基準の一つに、「**看護配置**」があります。例えば、一般病棟の「急性期一般入院料1」を届け出ている病棟の場合、患者7人に対して看護師[*]1人以上を配置することが求められます。同様に、「急性期一般入院料2～7」の場合は患者10人に対して看護師1人以上の配置が必要です。

以下では、1日の平均患者数40人の急性期一般入院料2を届け出ている病棟を例に、看護配置の考え方を解説していきます。

▶▶ 看護配置は「3交代制」を基本として考える

看護配置は、「**3交代制**」を標準として考えます。3交代制というのは、「**日勤帯**」「**準夜帯**」「**深夜帯**」という三つの時間帯に分かれた勤務体制のことです。1勤務あたり8時間が基本となります。例えば、朝9時～夕方17時までが日勤帯、17時～深夜1時が準夜帯、1時～9時が深夜帯といった具合です。時間帯の設定は各医療機関に任されていますが、準夜・深夜の時間には22時～5時を含めることが原則です。

さて、上記の急性期一般入院料2の病棟では、看護師を、日勤帯に9人、準夜帯に2人、深夜帯に2人配置しているとします。このとき、1日あたりの看護職員数は13人（9人＋2人＋2人）と数えます。

---

[*] **看護師**：看護師に代えて准看護師を一定割合まで配置することも可能。

▶▶ 患者数40人の急性期一般入院料2の算定病棟で必要な看護師は12人

　一方、施設基準上、必要な看護職員数は次のように計算します。まず、1日の平均入院患者数40人に対して、10対1の比率で看護師を配置する必要があります（40÷10＝4人）。4人の配置を3交代で行うため、4人×3＝12人。よって、1日に必要な看護職員数は12人になります。

　なお、必要な看護師12人を、日勤8人、準夜2人、深夜2人といった配置で時間帯に応じて振り分けることができます。ただし、準夜および深夜帯は、最低2人以上*の配置が求められます。

▶▶ 「勤務人数」 ≧ 「必要な人数」 となることが必要

　以上から、今回のケースの病棟では、必要な1日あたりの看護職員12人に対して、実際には13人を配置しているため、「施設基準を満たしている」ことになります。なお、実際の計算では、1か月間の総勤務時間をもとに1日あたりの平均職員数の計算が行われます。

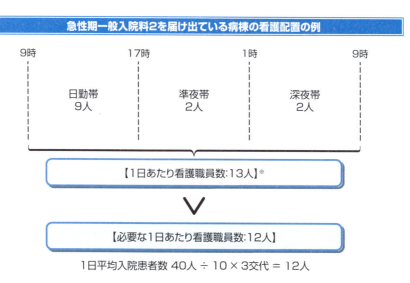

急性期一般入院料2を届け出ている病棟の看護配置の例

9時	17時	1時	9時
日勤帯 9人	準夜帯 2人	深夜帯 2人	

【1日あたり看護職員数:13人】※

∨

【必要な1日あたり看護職員数:12人】

1日平均入院患者数 40人 ÷ 10 × 3交代 ＝ 12人

※実際の計算では、1か月間の総勤務時間をもとに1日あたりの平均看護職員数を計算。

＊…以上：療養病棟の準夜・深夜は、看護師1人と看護補助者1人で可。

第8章　診療報酬と施設基準

重症度、医療・看護必要度
急性期的な医療の必要性を評価

急性期的な患者であるかどうかを評価する指標として、「重症度、医療・看護必要度」があります。患者1人ひとりについて毎日指標を測定し、ある一定の基準に該当する患者が31%*以上いることが、急性期一般入院料1の病棟の要件とされています。

▶▶ 看護必要度　＝　急性期的な医療の必要度合い

一般病棟の急性期一般入院基本料などには、「**重症度、医療・看護必要度**（以下、**看護必要度**と呼ぶ）」という施設基準が別途設定されています。看護必要度は、入院患者の急性期的な医療の必要度合いを表した指標です。2018年の改定で、重症度、医療・看護必要度は、**従来の看護職員が直接評価する重症度、医療・看護必要度Ⅰのほかに、診療実績データから評価を行う重症度、医療・看護必要度Ⅱが新設されました。**これは看護業務の削減や、より正確なデータを取得することが狙いとなります。例えば、急性期一般入院料1を算定する場合には、重症度、医療・看護必要度Ⅰでは31%以上、Ⅱでは29%以上の該当患者がいないと届出ができないことになっています。

▶▶ 患者1人ひとりの看護必要度を毎日測定する

看護必要度は、大きく「A項目」「B項目」「C項目」の三つで構成されています。A項目は医療行為に関する指標で、「心電図モニターの管理の有無」など8種類の指標について評価が行われます。B項目は患者の日常生活動作に関する指標で、「食事の摂取が可能か」など7種類の指標で評価を行います。C項目は手術の実施に関する指標で、全身麻酔の手術などを行った患者が対象となります。

これまで重症度、医療・看護必要度ⅠはA項目からC項目までのすべての項目を、患者1人ひとり毎日測定を行う必要がありましたが、今回の改定で**A項目の一部***と**C項目については、重症度、医療・看護必要度Ⅱと同様に、レセプト電算処理シ

---

*31%：重症度、医療・看護必要度Ⅰで評価している場合。Ⅱで評価している場合は、29%以上。
*A項目の一部：専門的な治療処置のうち薬剤を使用するものに限る。

ステム用コードを用いて評価するように見直されました。またB項目についても、「患者の状態」と「介助の実施」に分けた評価体系に見直されました。これらにより看護業務の負担軽減につながるとされています。

▶▶ 基準該当患者が「31%以上」いることが要件

上記のように看護必要度を測定し、重症度、医療·看護必要度Ⅰで評価した結果、点数がある一定の値以上の患者*が「**31%以上**」いる病棟においてのみ、急性期一般入院料1の届出を行うことができます。なお、急性期一般入院料7の場合は、看護必要度に関する施設基準は、具体的な数値はなく、「**測定していること**」です。このように入院料の種類によって施設基準は異なるため、施設基準の届出を担当する事務の責任者は、内容を十分に把握しておく必要があります。

▶▶ 2年に1度の診療報酬改定で見直し

施設基準は、2年に1度の「**診療報酬改定**」で見直しが行われます。看護必要度も、過去の診療報酬改定でたびたび変更が行われてきました。例えば、急性期一般入院料1の現行の基準は「31%以上」ですが、以前は同等の7対1病棟は「25%以上」とされていました。国の方針などによって、施設基準がより厳しくなることもあれば、反対に、基準が緩められることもあります。施設基準の変更は、医療機関の経営にとって最も重要な問題の一つであるため、各医療機関の目が診療報酬改定に注がれています。

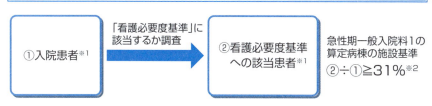

重症度、医療・看護必要度の考え方のイメージ

①入院患者※1 →「看護必要度基準」に該当するか調査→ ②看護必要度基準への該当患者※1　急性期一般入院料1の算定病棟の施設基準　②÷①≧31%※2

※1 産科の患者、15歳未満の小児患者、短期滞在手術を算定する患者及びDPC対象病院において短期滞在手術等基本料2または3の対象となる手術、検査または放射線治療を行った患者(基本診療料の施設基準等第十の三(3)及び四に係る要件以外の短期滞在手術等基本料に係る要件を満たす場合に限る)は除く。
※2 重症度、医療·看護必要度Ⅰで評価している場合

*…の患者：「A項目2点以上かつB項目3点以上」「A項目3点以上」「C項目1点以上」のいずれかに該当する患者。

第8章　診療報酬と施設基準

8-5

施設基準の届出

医療機関は、該当する施設基準を地方厚生局に対して届け出ます。届出後、施設基準が適切に守られているかどうか確認を行うため、毎年7月の「定例報告」や、地方厚生局が医療機関に赴く「適時調査」などが行われています。

▶▶ 施設基準の届出は毎月1日が締め切り

医療機関が施設基準を届け出る際の大まかな流れを解説します。

まず、医療機関では、施設基準の届出のための書類を作成します。あらかじめ定められた様式のものを、地方厚生局のホームページなどからダウンロードし、届出に必要な事項を記載します。

書類の作成後、管轄の地方厚生局へと提出します。毎月1日が締め切りとされ、締め切りを過ぎて提出した場合、診療報酬の算定は翌月からとなります。例えば、9月1日に急性期一般入院料1の施設基準を届け出た場合、9月1日から急性期一般入院料1の診療報酬を算定することができますが、9月2日に届け出た場合は、診療報酬の算定は10月1日からとなります。

▶▶ 地方厚生局が届出内容を確認

地方厚生局は、医療機関が提出した書類をもとに、施設基準を満たしているかどうか審査を行います。提出した書類に不備などがある場合、地方厚生局から医療機関に連絡が入ります。届出内容に不備がない場合は、届出受理の通知が医療機関に送られます。併せて、レセプトを審査する審査支払機関に対しても、届出を受理したことが報告されます。

毎年7月の定例報告を義務付け

　医療機関では、施設基準を届け出た後も、適切に基準を守ることが求められます。**年に1回、医療機関は地方厚生局に対して施設基準に関する定例報告を行うことが定められています。**毎年7月1日時点の状況を報告し、施設基準が適切に守られているかどうか確認が行われます。

適時調査や個別指導で基準をチェック

　定期的に地方厚生局が医療機関に出向き、基準の確認や指導も行われます。原則年に1回、地方厚生局の担当者が医療機関を訪れ、施設基準に関する書類の確認などを行うことを「**適時調査**」といいます。適時調査で、もしも施設基準を満たしていないことが発覚した場合、施設基準の届出を辞退し、さらには診療報酬の「自主返還」を求められることもあります。

　また、新規に開業した医療機関や、診療報酬の請求点数が高い医療機関などを対象にした「**個別指導**」と呼ばれる面接もあります。そのほか、管轄の保健所によって、医療法が遵守されているか確認する「**立入検査**」も年1回行われます。

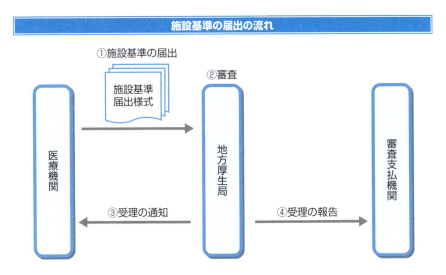

施設基準の届出の流れ

①施設基準の届出

施設基準
届出様式

②審査

医療機関

地方厚生局

審査支払機関

③受理の通知

④受理の報告

第8章　診療報酬と施設基準

第8章まとめ

● 医療機関が診療報酬を算定するためには、「算定要件」のほかに「施設基準」を満たすことが必要です。

● 算定要件は、診療報酬の算定対象となる「医療行為に関する基準」、施設基準は、「人員体制や設備に関する基準」を意味します。

● 例えば、「糖尿病合併症管理料」の場合、算定要件は「医師（または医師の指示に基づき看護師）が、糖尿病足病変に関する指導が必要な患者に指導を行った場合」です。施設基準は、「糖尿病治療及び糖尿病足病変の診療に従事した経験を5年以上有する専任の常勤医師1名以上が配置されている」などと定められています。

● 急性期一般入院基本料などの施設基準の一つ「平均在院日数」は、病棟に入院している患者の平均的な入院日数を意味し、急性期一般入院料1の場合、「18日以内」が基準です。

● 各入院料には「看護配置」の施設基準が定められており、最低人数以上の看護師が病棟に勤務している必要があります。例えば、1日の入院患者が40人の急性期一般入院料2の病棟では、1日12人以上の看護職員の配置が必要です。

● 一般病棟など急性期の患者を取り扱う病棟には、「重症度、医療・看護必要度」と呼ばれる基準が定められています。急性期一般入院料1を届け出る際には、看護必要度の基準に該当する患者が、全体の31％以上いることが求められます（重症度、医療・看護必要度Ⅰで評価している場合）。

● 医療機関は、該当する施設基準を地方厚生局に届け出ます。地方厚生局は、届け出された基準の審査を行うほか、原則年に1回の適時調査などを行います。もしも、適時調査で施設基準を満たしていないことが発覚した場合、医療機関は届出の辞退を行うほか、診療報酬を自主返還するよう求められることもあります。

患者負担の軽減制度

　国や自治体が、患者の医療費などの一部を補助する制度がいくつかあります。本章では、患者の自己負担を軽減する代表的な制度について紹介します。

　第1節、第2節では、入院した際の「食費」や「居住費」の負担を軽減する制度を紹介します。

　第3節、第4節では、医療費の自己負担が高額となった場合の支給制度や、難病を患う患者への助成制度について解説します。

　第5節、第6節では、小学生・中学生以下のこどもを対象とした医療費助成や、妊婦への給付金制度について解説します。

9-1
入院時食事療養費
食費の一部は保険から支給

医療機関に入院した際の食事代は「入院時食事療養費」と呼ばれ、通常1食640円と定められています。このうち患者の自己負担分は460円で、残り180円は保険者から支払われます。難病患者などは自己負担額が軽減されます。

▶▶ 食事代も全国一律

入院した際に医療機関から提供された「食事」の値段は、診療報酬と同様に、全国一律で料金が定められています。「**入院時食事療養費**」と呼ばれ、通常、1食あたり640円と決められています。少し高いと思うかもしれませんが、患者が医療機関に実際に支払う自己負担額はその一部で、残りの金額は保険者から支払われます。

▶▶ 患者自己負担は通常1食460円

入院時食事療養費のうち患者の負担する金額は、通常1食あたり460円です。残り180円は保険者から医療機関へと支払われます。例えば、10日間入院して毎日3食の食事を提供された場合、460円×3食×10日＝13,800円が患者の自己負担額となります。

▶▶ 指定難病患者などは負担額が軽減

ある特定の条件に該当する患者の場合は、**自己負担額が軽減される制度**があります。法律※で規定された**指定難病**などに該当する患者は、食事療養費の自己負担額が1食260円へと軽減されます。

また、住民税非課税世帯など**低所得者区分**に該当する患者の場合、自己負担額はさらに軽減される仕組みとなっています。例えば、世帯全員が住民税非課税に該当し、入院日数が90日を超える70歳未満の患者の場合、自己負担額は1食160円となります。

※**法律**：難病の患者に対する医療等に関する法律ならびに児童福祉法。

自己負担額は増加傾向へ

　食事療養費の自己負担額は、2016年3月以前は260円でしたが、2016年4月より360円へと引き上げられた経緯があります。そして、2018年4月以降は自己負担額が460円へとさらに引き上げられました。ただし、難病患者や低所得者などは、現状と同じ額に据え置かれます。2016年3月以前は、患者は食材費のみを負担していた形でしたが、それ以降は、調理費に相当する額も負担する決まりとなったことが負担増の背景です。

治療食を提供した場合は「特別食加算」

　そのほか食事療養費には各種加算があります。糖尿病の患者などに対して特別の治療食を提供した場合は「**特別食加算**」が付加されます。

入院時食事療養費および患者自己負担額

入院時食事療養費：1食640円※1

＜患者自己負担額＞

	区分		負担額
A	B、C、Dのいずれにも該当しない患者		460円
B	C、Dに該当しない指定難病患者など※2		260円
C	低所得者Ⅱ※3	入院日数90日以下	210円
		入院日数90日超	160円
D	低所得者Ⅰ※4		100円

※1 流動食のみを提供する場合は1食575円（管理栄養士または栄養士による食事の提供に関する基準を満たしていない医療機関の場合は通常506円、流動食のみの場合455円）。そのほか特別食などを提供した場合、加算が付く。
※2 難病の患者に対する医療等に関する法律第5条第1項に規定する指定難病の患者または児童福祉法第6条の2第2項に規定する小児慢性特定疾病児童等。
※3 住民税非課税世帯。
※4 住民税非課税かつ所得が一定基準以下の70歳以上の患者。

9-2
入院時生活療養費
居住費の一部を保険支給

65歳以上の患者が、療養病棟などに入院した場合、食費のほかに居住費に相当する費用がかかります。居住費の一部は保険者から支給され、患者の自己負担額は最高で1日370円となります。

▶▶ 入院時生活療養費として「食費＋居住費」がかかる

前節では、入院した際の食費（入院時食事療養費）について説明しました。65歳以上の患者が、ある特定の医療機関に入院した場合には、食費に加えて「居住費」に相当する費用が発生します。食費と居住費を合わせて「**入院時生活療養費**」と呼びます。

▶▶ 療養病棟などに入院する65歳以上の患者が対象

入院時生活療養費の対象となる患者は、**65歳以上の患者で、「療養病棟」など**の長期の入院生活を行う病棟※に入院している患者です。対象患者には、1食554円の食費のほか、居住費として1日398円がかかります。ただし、入院時食事療養費と同様、患者の自己負担額は上記の一部で済みます。

▶▶ 1か月の自己負担額は5万円以上になる場合も

入院時生活療養費の自己負担額は指定難病や、所得区分などによって細かく規定されています。

食費は1食460円、居住費は1日370円の自己負担となります。1か月（30日）間入院した患者を例に考えると、30日×（460円×3食＋370円）＝52,500円が1か月間の生活療養費の自己負担額となります。

2018年3月以前は、「医療の必要性の高い者」と「医療の必要性の低い者」で、自己負担額が別に設定されていましたが、2018年4月以降は、人工呼吸器や酸素療法、透析治療などを行っている「医療の必要性の高い者」に該当する患者※の場

※…を行う病棟：医療法上の病床区分の一つである「療養病床」を届け出ている病棟。療養病床では、診療報酬上、療養病棟のほかに回復期リハビリテーション病棟や地域包括ケア病棟などの入院料を算定することが可能。
※…に該当する患者：療養病棟の医療区分2あるいは3に該当する患者。

合も、同様に自己負担は食費460円・居住費370円と、「医療の必要性の低い患者」の場合と同額に設定されています。

　また、指定難病に該当する患者の場合、居住費の自己負担は0円で、食費260円のみの負担となります（上記はすべて一般所得区分の場合）。

　低所得の区分に該当する患者の場合、食費の負担は軽減されますが、居住費は一般所得の患者と同額となります。

入院時生活療養費および患者自己負担額

入院時生活療養費：（食費）1食554円※1　＋（居住費）1日398円

＜患者自己負担額＞

	医療の必要性の低い者		医療の必要性の高い者		指定難病患者※2	
	食費負担額	居住費負担額	食費負担額	居住費負担額	食費負担額	居住費負担額
一般所得	460円※3	370円	460円	370円	260円	0円
低所得II※5	210円	370円	210円※4	370円	210円※4	0円
低所得I※6	130円	370円	100円	370円	100円	0円

※1 流動食のみを提供する場合は1食500円。また、管理栄養士等による食事の提供に関する基準を満たしていない医療機関の場合は420円。そのほか特別食などを提供した場合、加算が付く。
※2 難病の患者に対する医療などに関する法律第5条第1項に規定する指定難病患者。
※3 管理栄養士などによる食事の提供に関する基準を満たしていない場合は420円。
※4 入院90日超の場合は160円。
※5 住民税非課税世帯。
※6 住民税非課税かつ所得が一定基準以下の70歳以上の患者。

第9章　患者負担の軽減制度

9-3

高額療養費制度
高額な医療費負担を軽減

医療費の自己負担が一定の上限額を超える患者に対して、その上限を超える額を支給する制度が「高額療養費制度」です。2018年8月から70歳以上の患者の上限額は、70歳未満の負担額に近づけられました。

▶▶ 自己負担が高額となった患者に医療費を一部支給

医療費の自己負担が高額となった場合、一定額を超える分を保険者が支給する仕組みとして「**高額療養費制度**」があります。高額療養費制度により支給される額は、患者の年齢や所得区分に応じて異なります。

▶▶ 所得に応じて自己負担の上限が異なる

70歳未満の患者で、1か月間の医療費が100万円であった場合を例に考えます。70歳未満の患者の窓口負担は3割*のため、患者が医療機関に支払う金額は通常30万円になります。このとき、高額療養費制度の適用により、患者の自己負担額が軽減されます。

年収が「約370万～770万円」の患者の場合、医療費の総額が267,000円までは通常の3割負担とされ、それを超える額は1%負担と定められています。上記のケース（100万円）の場合、267,000円の3割（80,100円）＋残り733,000円の1%（7,330円）の合計額87,430円が患者の自己負担になります。そして、30万円との差額（212,570円）が高額療養費として保険者から支給されます。

なお、年収が「約370万円未満（住民税非課税者除く）」の患者の場合、自己負担の上限は一律57,600円と定まっています。

▶▶ 70歳以上も所得に応じて上限額の設定

2018年7月以前は、患者が70歳以上の場合、70歳未満よりも自己負担の上限

---

*3割：小学生未満の場合は2割負担。

が低めに設定されていました。しかし、2018年8月の見直しで、70歳以上の患者の場合も、加入者の所得水準によって区分されるように変更になり、70歳未満の負担額に近づけられました。

年収が約370万円未満の70歳以上の患者については、外来のみを受診して入院はしていない場合、負担額の上限が70歳未満より低く抑えられています。

▶▶ 食費や居住費は高額療養費の対象外

高額療養費制度では、前節までに述べた「入院時食事療養費」と「入院時生活療養費」は含まれないことに注意が必要です。そのため、高額療養費制度が適用されても、食費や居住費は患者に別途請求されます。

高額療養費制度の例

100万円の医療費がかかった場合（70歳未満の患者）

医療費　100万円

窓口負担　30万円

| 自己負担 | 高額療養費 |

所得区分	自己負担額	高額療養費
年収約1,160万円〜	254,180円※1	45,820円
年収約770〜1,160万円	171,820円※2	128,180円
年収約370〜770万円	87,430円※3	212,570円
〜年収約370万円	57,600円	242,400円
住民税非課税者	35,400円	264,600円

※1 医療費842,000円までは3割負担、それを超える額は1%の負担。
※2 医療費558,000円までは3割負担、それを超える額は1%の負担。
※3 医療費267,000円までは3割負担、それを超える額は1%の負担。

第9章　患者負担の軽減制度

9-4

難病医療費助成制度
指定難病患者への助成

「難病医療費助成制度」では、国の指定する難病に罹患する患者を対象に、医療費の助成が行われます。医療費の助成を受けるためには、事前に都道府県に申請し、支給認定を受けることが必要です。

▶▶ 指定難病は現在333疾病

国の指定する難病（指定難病）に罹患している患者を対象に、医療費の一部が支給される制度として、「**難病医療費助成制度**」があります。同制度は、2015年1月に施行された「**難病の患者に対する医療等に関する法律（難病法）**」に基づき新たに開始された制度です。2015年以前も、難病の治療に対する助成事業は存在しましたが、難病法の施行に伴い、対象となる難病が拡大し、2019年7月現在で333疾病が指定難病の対象とされています。

▶▶ 助成を受けるためには受給者証の交付が必要

難病の患者が実際に医療費の助成を受けるためには、都道府県から「**支給認定**」を受けることが必要です。

まず、難病指定医に診断書（臨床調査個人票）を作成してもらい、その診断書および必要書類を都道府県へと提出します。都道府県の認定が下りると、「**医療受給者証**」が交付されます。難病患者は、医療受給者証を都道府県の指定する「**指定医療機関**」に提示することで医療費の助成を受けることができます。

▶▶ 受給者証は1年ごとに更新必要

ただし、医療費の助成対象となるのは、指定医療機関で受けた指定難病の治療のみに限られます。風邪などの治療や、指定医療機関以外の医療機関を受診した場合は、助成の対象外となります。

また、医療受給者証には有効期限があり、原則1年以内と定められています。そ

のため、継続して助成が必要な際には更新の申請が必要となります。

▶▶ 上限額と2割負担を比べて低いほうが自己負担に

　難病医療費助成制度が適用された患者の自己負担額は、患者の所得などに応じて異なります。例えば、一般所得Ⅰ（市町村民税7.1万～25.1万円）に該当する患者の場合、1か月の「自己負担上限額」は通常1万円と定められています。この上限額と2割負担の金額を比較して低い額が患者の自己負担額となります。例えば、医療費総額が4万円であった場合、2割負担の金額は8,000円と上限額よりも低くなるため、この場合の自己負担は8,000円となります。そして、自己負担を超える金額が都道府県より支給されることになります。

　なお、難病法の施行前に支給認定を受けていた患者（既認定者）には、3年間の経過措置（2017年12月31日まで）があり、自己負担額が低く抑えられていました。

難病医療費助成制度の自己負担上限額（月額）

※下記の「上限額」と「2割負担」を比較して低いほうを適用

区分	原則			既認定者（経過措置3年）		
	一般	高額かつ長期[※1]	人工呼吸器等装着者	一般	特定疾患治療研究事業の重症患者	人工呼吸器等装着者
生活保護	0円	0円	0円	0円	0円	0円
低所得Ⅰ[※2]	2,500円	2,500円	1,000円	2,500円	2,500円	1,000円
低所得Ⅱ[※3]	5,000円	5,000円		5,000円		
一般所得Ⅰ[※4]	10,000円	5,000円		5,000円	5,000円	
一般所得Ⅱ[※5]	20,000円	10,000円		10,000円		
上位所得[※6]	30,000円	20,000円		20,000円		
食費	全額自己負担			1／2自己負担		

※1「高額かつ長期」とは、月ごとの医療費総額が5万円を超える月が年間6回以上ある者。
※2 市町村民税非課税で、本人所得80万円以下。
※3 市町村民税非課税で、本人所得80万円超。
※4 市町村民税課税以上7.1万円未満。
※5 市町村民税7.1万円以上25.1万円未満。
※6 市町村民税25.1万円以上。

9-5
こども医療費助成制度
市区町村による助成

　小児が医療機関を受診した際の医療費の全額もしくは一部を、市区町村が助成する制度（こども医療費助成制度）があります。助成の条件（対象年齢や親の所得制限など）は、実施主体の市区町村によって異なります。

▶▶ 市区町村が実施主体の制度

　市区町村が実施主体となり、乳幼児や小児の医療費の自己負担を補助する制度として「こども医療費助成制度＊」があります。全国の市区町村で実施されていますが、対象年齢や助成の範囲などは各市区町村によって異なります。

▶▶ 中学生まで医療費を助成する自治体が大半

　厚生労働省が2018年度時点で取りまとめた調査結果＊によると、全国の市区町村（1,741自治体）のうち、15歳（中学生）まで医療費助成の対象としている市区町村が半数以上を占めています。外来については1,007自治体、入院は1,082自治体で15歳まで医療費助成を行っています。また、一部の市区町村では、18歳や22歳まで助成を実施しているところもあります。

▶▶ 約2割の市区町村では所得制限を設定

　一部の市区町村では、所得制限を設定している自治体もあります。保護者の所得が一定額より少ないことが、医療費助成の条件の一つとなっています。2018年度時点で約14％の市区町村（外来247自治体、入院246自治体）で所得制限が設けられており、そのほかの市区町村では所得に関係なく医療費助成を受けることが可能です。

▶▶ 低額の一部負担金がかかる場合もある

　また、市区町村によっては、患者に低額の一部自己負担を設定しています。例

＊こども医療費助成制度：自治体によっては「乳幼児医療費助成制度」と呼ばれる。
＊調査結果：厚生労働省「平成30年度　乳幼児等に係る医療費の援助についての調査」より。

えば、京都市では、中学生までの小児が入院した場合、1医療機関につき1か月あたり200円の自己負担がかかります。自己負担の金額は、市区町村によって異なりますが、おおむね1,000円以下の低額の負担となっています。2018年度現在で、全国の約35%の市区町村が一部自己負担を課しており、そのほかの市区町村では、小児は自己負担なし（無料）で医療を受けることができます。

▶▶ 受給資格証の提示が必要

　助成を受けるためには、事前に市区町村に申請書を提出し、「**受給資格証**」を交付してもらう必要があります。医療機関を受診した際に、受給資格証を提示することで、窓口での支払い額が軽減されます。もしくは、市区町村によっては、患者は医療機関の窓口で通常通りの自己負担額を支払い、後日、助成金を支給する方法（**償還払い方式**）が取られています。

こども医療費助成制度の実施状況

こども医療費助成の対象年齢	市区町村数	
	外来	入院
就学前	81	7
12歳年度末	96	61
15歳年度末	1,007	1,082
18歳年度末	541	586
その他	16	5
計	1,741	1,741

	市区町村数	
	外来	入院
所得制限なし	1,494	1,495
所得制限あり	247	246

	市区町村数	
	外来	入院
一部自己負担なし	1,089	1,188
一部自己負担あり	652	553

出典：厚生労働省「乳幼児等医療費に対する援助の実施状況（平成30年4月1日現在）」

第9章　患者負担の軽減制度

9-6
出産費用の軽減制度
出産育児一時金など

出産にかかる費用は公的医療保険の対象外のため、基本的には患者の自己負担となりますが、市区町村や保険者で、妊婦健診・出産にかかる費用の補助、産休中の収入保障として手当金の支給などが行われています。

▶▶ 妊婦健診にかかる費用を助成

妊婦が出産までの間に受ける「**妊婦健診**」は**保険外診療**のため、費用は全額自己負担となります。通常、14回ほどの健診を受け、1回あたり5千円から1万円ほどの費用がかかります。

現在、市区町村が主体となり、妊婦健診の費用の全額もしくは一部を助成する事業が全国で実施されています。助成内容は市区町村によって異なりますが、少なくとも妊婦1人14回までの健診費用の補助が行われています。一般的には、市区町村の窓口で受け取った「補助券」を医療機関に提示することで、健診費用の負担が軽減されます。現在、妊婦1人あたり支給額の全国平均は、102,079円*となっています。

▶▶ 出産費用として42万円を支給

お産（正常分娩）も保険外診療のため、出産にかかる費用は基本的に自己負担となります。厚生労働省が実施した調査によれば、全国平均でおよそ48万円*の出産費用がかかります。

出産に要する費用を軽減するための制度として、「**出産育児一時金制度**」があります。同制度では、加入している公的医療保険の保険者より、1児につき原則42万円の補助が支給されます。出産後、医療機関の窓口で出産費用を全額支払った後、保険者に申請書を提出し、上記の一時金を受け取ることになります。

もしくは、多くの医療機関では「直接支払制度」を利用することもできます。妊婦に代わって、医療機関が一時金の申請と受け取りを行う制度で、本人が多額の

＊102,079円：厚生労働省「妊婦健康診査の公費負担の状況に係る調査結果について」（平成28年4月）より。
＊48万円：厚生労働省「出産育児一時金の見直しについて」（平成26年7月7日）より。

出産費用を準備するなどの手間を省くことができます。

▶▶ 産休中の収入を保障する「出産手当金」

　会社勤めをしている妊婦が産休を取った際に、「**出産手当金**」として給料に相当する金額の一部が保険者より支給される制度があります。出産日を含む産前42日間（出産が出産予定日より遅れた場合は出産予定日を含む42日間）と、出産翌日からの産後56日間の期間で、産休を取得した日数1日につき、標準報酬日額*の3分の2が給付されます。なお、自営業者など国民健康保険に加入している人や専業主婦は給付の対象外で、会社勤め（社会保険）や公務員（共済組合）として働いている女性が対象となります。

　このほか、育児休業を取得した人を対象とした給付制度（**育児休業給付金**）もあります。

	妊娠・出産時の主な給付金制度		
	妊婦健診助成金	出産育児一時金	出産手当金
実施主体	市区町村	保険者	保険者
給付目的	妊婦健康診査の経済的負担の軽減	出産に要する経済的負担の軽減	産前・産後休暇中の手当て
支給額	全市区町村で助成を実施しているが、支給額は市区町村によって異なる	1児につき原則42万円を支給※1	出産日※2以前42日から出産日後56日までの期間につき、休業1日につき標準報酬日額の2/3を支給

※1 妊娠週数が22週に達していないなど、産科医療補償制度対象出産ではない場合は、39万円(平成27年1月以降は40万4千円)を支給。
※2 出産が予定日より遅れた場合は出産予定日。

＊ **標準報酬日額**：支給開始日以前の継続した12か月間の標準報酬月額の平均を30日で割った額。

第9章まとめ

- ●医療機関に入院して食事の提供を受けた場合、「入院時食事療養費」として通常1食につき640円がかかりますが、その費用の一部は保険者より支給されます。患者の自己負担額は、2018年3月末までは360円でしたが、4月からは460円へと引き上げられました。

- ●65歳以上の患者が、療養病棟など長期の入院生活を送る病棟に入院した場合、「入院時生活療養費」として食費と居住費がかかります。指定難病や所得が一定以下の患者については、自己負担額が通常よりも軽減されます。

- ●医療費の自己負担が高額となる患者に対して、ある一定の上限を超えた分を支給する「高額療養費制度」があります。自己負担の上限額は、患者の年齢や所得区分に応じて異なります。

- ●高額療養費制度では、入院時食事療養費・生活療養費は適用の対象外であることに注意が必要です。

- ●国の指定する難病に罹患している患者を対象とした補助制度を、「難病医療費助成制度」といいます。助成を受けるためには、事前に都道府県に申請し、受給者証を交付してもらう必要があります。

- ●全国の市区町村では、小児の医療費の全額もしくは一部を補助する事業が行われています。対象年齢は自治体によって異なりますが、ほとんどの自治体では中学生まで助成が行われています。

- ●出産にかかる費用は基本的に公的医療保険の対象外ですが、市区町村や保険者により、妊婦健診や出産にかかる費用の補助が行われています。また、会社勤めなどの妊婦が産休を取得した際には、「出産手当金」が支給される制度もあります。

調剤報酬の仕組み

　国民の誰もが平等に治療を受けられるように、薬の値段や薬剤師の技術料金は、診療報酬と同じく国で決められています。

　本章では、院外処方と院内処方でどういう違いがあるか、調剤報酬とはどういうものなのか、薬剤師による薬学管理、服薬指導、情報提供、在宅医療への取り組みがどのように評価されているのか、調剤レセプトにはどのような内容が記載されているのかなどについて、解説していきます。

10-1

院外処方と院内処方の違い

医療機関で薬をもらうとき、医療機関の窓口で薬を受け取る「院内処方」と、処方箋を書いてもらい調剤薬局で薬を受け取る「院外処方」があります。ひと昔前は院内処方が中心でしたが、現在は院外処方のほうが多くなりました。

▶▶ 院内処方と院外処方

院内処方も院外処方も、同じ処方箋に基づいて調剤が行われるため、患者が受け取る薬自体には何ら違いはありません。院内・院外の主な違いは、処方箋を調剤する薬局が医療機関内もしくは外にあるのかという利便性の点や、患者の負担額に違いがあります。薬価は院内・院外とも同額ですが、ここに加算される費用により負担額が違ってきます。

院外処方では調剤料や服薬指導料などが加算され、院内処方より患者の負担額は大きくなりますが、その分複数の医療機関から処方された薬の飲み合わせなどを細かくチェックでき、安全性の面で優れているともいえます。

▶▶ 医薬分業とかかりつけ薬局

医薬分業とは、医師・歯科医師が患者の診断・治療を行った後、医療機関から発行された処方箋に基づいて、独立した薬局の薬剤師が調剤や薬歴管理、服薬指導を行い、それぞれの専門性を発揮して医療の質の向上を図ろうとするものです。日本でも医薬分業が進み、院内処方よりも、院外処方のほうが多くなっています。

また近年では、いわゆる門前薬局から地域の「**かかりつけ薬局**」への移行を国は推進しています。「かかりつけ薬局」とは、「**かかりつけ薬剤師**」がいる薬局をいいます。患者は「かかりつけ薬局」をもつことによって、薬による適切で安全な治療ができ、より安心で健康な生活を送ることができます。つまり、「かかりつけ薬局」とは、薬の面から健康管理のサポートをしてくれる薬局といえます。

今回の改定でもかかりつけ薬局を推進するために、「**重複投薬解消に対する取り**

組みへの評価」、「かかりつけ薬剤師指導料の評価の拡充」、「同一薬局の利用推進」、「地域支援体制加算の要件の見直し」などが行われています。

▶▶ かかりつけ薬剤師とは

　かかりつけ薬剤師は、その患者の薬を処方された医師とも連携し、服薬状況や体調の変化を把握し、必要に応じて医師に報告・相談します。また必要に応じて患者の家を訪問し、薬の整理を実施します。

　具体的には患者自身が、信頼のおける薬剤師を自ら選び、服用している薬のことを把握してもらいます。薬局の営業時間外（24時間対応）でも、何かあった場合には相談や適切なアドバイスを受けることができます。

　ご本人が希望し、信頼のできる薬剤師を選び、書面で同意を示すことでこの制度を利用することができるようになります。

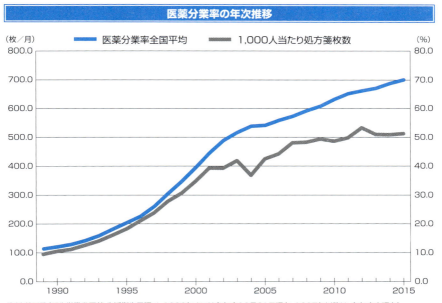

資料:薬局数(厚生労働省医薬・生活衛生局調べ、1996年までは各年度12月31日現在、1997年以降は、各年度末現在)、
処方せん枚数、1,000人当たり処方せん枚数、医薬分業率(日本薬剤師会調べ)
(注)医薬分業率の計算の仕方
　医薬分業率(%)=薬局への処方せん枚数／外来処方件数(全体)×100
※東日本大震災の影響で宮城県は含まれていない。

第10章　調剤報酬の仕組み

調剤報酬の調剤技術料には、薬局の規模や設備によって決まる調剤基本料と、調剤の技術料である調剤料と、各種の加算があります。処方箋を持って行く薬局によって支払額が異なるのは、調剤基本料の違いによるものです。

▶▶ 調剤薬局でかかる四つの区分

同じ薬を同じ量もらっても、薬局によって支払う金額が違うことがあります。その理由は一体なぜなのでしょうか?

調剤報酬には、「**調剤技術料**」「**薬学管理料**」「**薬剤料**」「**特定保険医療材料料**」の四つがあります。それぞれの項目に点数があり、診療報酬と同様に1点＝10円で計算されます。社会保険や国民健康保険に入っている人であれば、「合計点数×10円」の3割を薬局の窓口で支払うことになります。

薬そのものの値段（「薬剤料」）は、日本では国によって定められているため、どの薬局でも値段は変わりません。薬局によって支払う金額違うのは、主に「調剤技術料」や「薬学管理料」が薬局によって異なる場合があるからです。

▶▶ 調剤技術料の内容

調剤技術料は、薬局における基本的な調剤体制を評価した「**調剤基本料**」と、薬剤の種類（内服薬、頓服薬、外用薬、注射薬など）や日数に応じて定められている「**調剤料**」と「**加算**」により構成されます。

「調剤基本料」は、例えばどの病院の処方箋でも受け付けている薬局であれば42点、特定の病院の処方箋だけを扱うのであれば26点、大手グループの薬局なら21点など、薬局の規模や業務内容によって異なります。要件によって算定できる点数が変わってきますので、要件の内容を正しく理解することが必要といえます。特に、「かかりつけ薬局の基本的な機能に係る業務」についての実績が不十分である薬局（処方箋受付回数が月600回以下の薬局を除く）は、所定点数の50%

で算定する減算要件もあります。すなわち、月600回超の薬局では、かかりつけ薬局としての機能を果たしていかざるを得ない状況となっています。また、2018年の改定で、妥結率に関する減算は、これまでの「妥結率50%以下」に加え、妥結率、単品単価契約率、一律値引き契約に係る状況について、地方厚生局などに定期的に報告していない場合も対象になりました。

「加算」については、薬局の運営体制や処方を受ける時間などにより変わってきます。例えば、地域医療に貢献する薬局を評価する「**地域支援体制加算**」や、後発医薬品の積極使用を評価した「**後発医薬品調剤体制加算**」、また夜8時などに処方を受けると「**夜間・休日等加算**」が加算されます。

調剤技術料の区分

区分		点数※1
処方箋受付回数等	処方箋集中率	
調剤基本料1		
下記に該当しないもの		42点
調剤基本料2		
①処方箋受付回数が月2,000回超～4,000回 ②処方箋受付回数が月4,000回超 ③処方箋受付回数が1,800回超～2,000回 ④特定の医療機関からの処方箋受付枚数が4,000回超	①85%超 ②70%超 ③95%超 ④　ー	26点
調剤基本料3		
イ 同一グループで処方箋受付回数が月3万5,000回超～4万回かつ、特定の医療機関との間で不動産の賃貸借取引があるもの	95%超	21点
同一グループで処方箋受付回数が月4万回超～40万回超かつ、特定の医療機関との間で不動産の賃貸借取引があるもの	85%超	
ロ 同一グループで処方箋受付回数が月40万回超かつ、特定の医療機関との間で不動産の賃貸借取引があるもの		16点
特別調剤基本料		
下記のいずれかに該当 ア:医療機関と不動産取引等その他の特別な関係を有している、かつ処方箋集中率が70%を超えるもの。(ただし当該薬局の所在する建物内に診療所が所在している場合を除く) イ:調剤基本料の施設基準に係る届出を行っていないもの		9点

※1 妥結率50%以下の薬局、妥結率等の状況未報告薬局、かかりつけ機能に係る業務1年間未実施薬局(処方箋受付月600回以下の薬局を除く)は50/100

10-3
薬学管理料
薬学的な管理・指導料

調剤基本料や調剤料とは別に、薬剤師による薬学管理、服薬指導、情報提供、在宅医療への取り組みなどを評価するための調剤報酬として、「薬学管理料」があります。

▶▶ 薬剤師による薬の管理指導に対する評価

薬学管理料の中で大きな割合を占めるものに「**薬剤服用歴管理指導料**」があります。これは薬剤師が、患者ごとに作成された薬剤服用歴に基づき、薬剤の名称、用法、用量、効能、効果、副作用、相互作用などの情報を文書で提供して説明するとともに、患者やその家族などから服薬情報を収集し、服薬指導を行った場合に算定できるものです。具体的には、患者が3か月以内に再度薬局に処方箋を持参した場合は43点、お薬手帳を持参していない患者では、来局回数にかかわらず57点算定できます。また、お薬手帳の活用実績が相当程度あると認められない薬局は、特例として13点を算定する減算措置が導入されています。

薬局では、患者1人ひとりの記録を病院のカルテと同じようにつけています。患者に薬を処方するときは、その記録を見ながら薬の飲み方や注意点を指導しているため、指導料としてこの報酬が設定されているのです。

また患者が選択した「かかりつけ薬剤師」が、患者に対して服薬指導などの業務を行った場合に算定できる「**かかりつけ薬剤師指導料**」があります。

これは「かかりつけ薬剤師」が処方医と連携して、患者の服薬状況を一元的・継続的に把握したうえで、患者に対して服薬指導を行うことを評価したものになります。「かかりつけ薬剤師」は患者が指名して、患者から同意書をもらうことで成立します。2018年の改定で患者の同意取得時に、かかりつけ薬剤師に対する患者の要望などを確認することなど、いくつか要件が追加されました。

▶▶ 薬剤師の在宅医療への取り組みに対する評価

　近年、薬局薬剤師の在宅医療への積極的な取り組みに対して、高い評価がされています。例えば、薬局薬剤師による在宅患者への訪問活動を評価した「**在宅患者訪問薬剤管理指導料**」、退院後に訪問薬剤管理指導を行う薬剤師が入院中の患者を訪問し、医師や看護師などと共同指導を行った場合に算定できる「**退院時共同指導料**」などがあります。

薬学管理料の点数

項目		要件など	点数
薬剤服用歴管理指導料		処方箋受付1回につき	
①3か月以内に再来局した患者			43点
②①以外の患者			57点
③特別養護老人ホーム入所者			43点
④情報通信機器を用いた場合			43点
⑤特例		適切な手帳の活用実績が相当程度あると認められない薬局	13点
麻薬管理指導加算			22点
重複投薬・相互作用等防止加算	残薬調整以外		40点
	残薬調整		30点
特定薬剤管理指導加算	加算1	上記①〜③の加算	10点
	加算2		100点
乳幼児服薬指導加算			12点
吸入薬指導加算			30点
調剤後薬剤管理指導加算			30点
かかりつけ薬剤師指導料		処方箋受付1回につき	76点
麻薬管理指導加算			22点
重複投薬・相互作用等防止加算	残薬調整以外		40点
	残薬調整		30点
特定薬剤管理指導加算	加算1		10点
	加算2		100点
乳幼児服薬指導加算			12点
かかりつけ薬剤師包括管理料		処方箋受付1回につき	291点
服薬情報等提供料	1	保健医療機関からの求めの場合に月1回まで	30点
	2	患者や家族の求め等の場合につき1回まで	20点
外来服薬支援料		月1回まで	185点
服用薬剤調整支援料	1	処方医に提案し6種類以上処方された内服薬を2種類以上減薬した場合に月1回	125点
	2	患者等の求めに応じ6種類以上の内服薬の減薬を処方医に提案した場合に3月に1回	100点
在宅患者訪問薬剤管理指導料		月4回(末期の悪性腫瘍の患者等の場合は週2回かつ月8回)まで	
①単一建物診療患者が1人			650点
②単一建物診療患者が2〜9人		薬剤師1人につき週40回まで	320点
③①②以外			290点
麻薬管理指導加算		1回につき	100点
乳幼児加算			100点
在宅患者緊急訪問薬剤管理指導料	1	1と2を合わせて月4回まで(計画的な訪問薬剤管理指導に係る疾患の急変に伴うものの場合)	500点
	2	1と2を合わせて月4回まで(1以外の場合)	200点
麻薬管理指導加算		1回につき	100点
乳幼児加算			100点
在宅患者緊急時等共同指導料		月2回まで	700点
麻薬管理指導加算		1回につき	100点
乳幼児加算			100点
在宅患者重複投薬・相互作用等防止管理料	残薬調整以外		40点
	残薬調整		30点
経管投薬支援料		初回に限り	100点
退院時共同指導料		入院中1回(末期がんなどの別に定められた患者は入院中2回)まで	600点

第10章　調剤報酬の仕組み

10-4

調剤報酬明細書の見方

調剤報酬は、保険者に「調剤報酬明細書」を発行し請求します。調剤報酬明細書には、調剤された医薬品名・規格・用量・剤形・用法などや、請求額の計算根拠となる調剤報酬点数などが記載されています。

▶▶ 調剤報酬明細書とは

調剤報酬明細書とは、薬局が保険者ならびに審査支払機関に対して発行する、調剤報酬の詳細を記した明細書で、調剤レセプトと略されます。具体的には、通常の保険診療（自由診療や混合診療を除く）で、被保険者が医療費の3割を負担する場合には、薬局側は残りの7割を保険者側に請求する必要があります。この請求書の役割を果たすものが、**調剤報酬明細書**です。

調剤報酬明細書には被保険者の1か月分の診療情報がまとめられており、患者別に作成された調剤報酬明細書が、毎月審査支払機関に提出されます。薬局から提出されるレセプトには、その月に請求するすべての「調剤内容」と「点数」、「個人名」、「保険番号」などが記載されており、審査支払機関では医療機関側から提出される医科レセプトと照らし合わせながら審査されます。

▶▶ 調剤報酬明細書の記載内容

調剤報酬明細書には、主に次の項目が記載されています。

①請求年月、②都道府県番号（北海道01〜沖縄47）、③薬局コード（保険薬局ごとに決められている固有のコード番号）、④保険の種別など、⑤氏名のほか、性別、生年月日などの個人情報、⑥保険薬局の所在地及び名称、⑦保険医療機関の所在地及び名称、⑧処方箋を発行した医師の名前、⑨「処方月日」「調剤月日」「処方（医薬品名・規格・用量・剤形・用法および単位薬剤料」「調剤数量」「調剤報酬点数（調剤料・薬剤料・加算料）」などの処方内容、⑩保険者への請求点数と内訳。

調剤報酬明細書

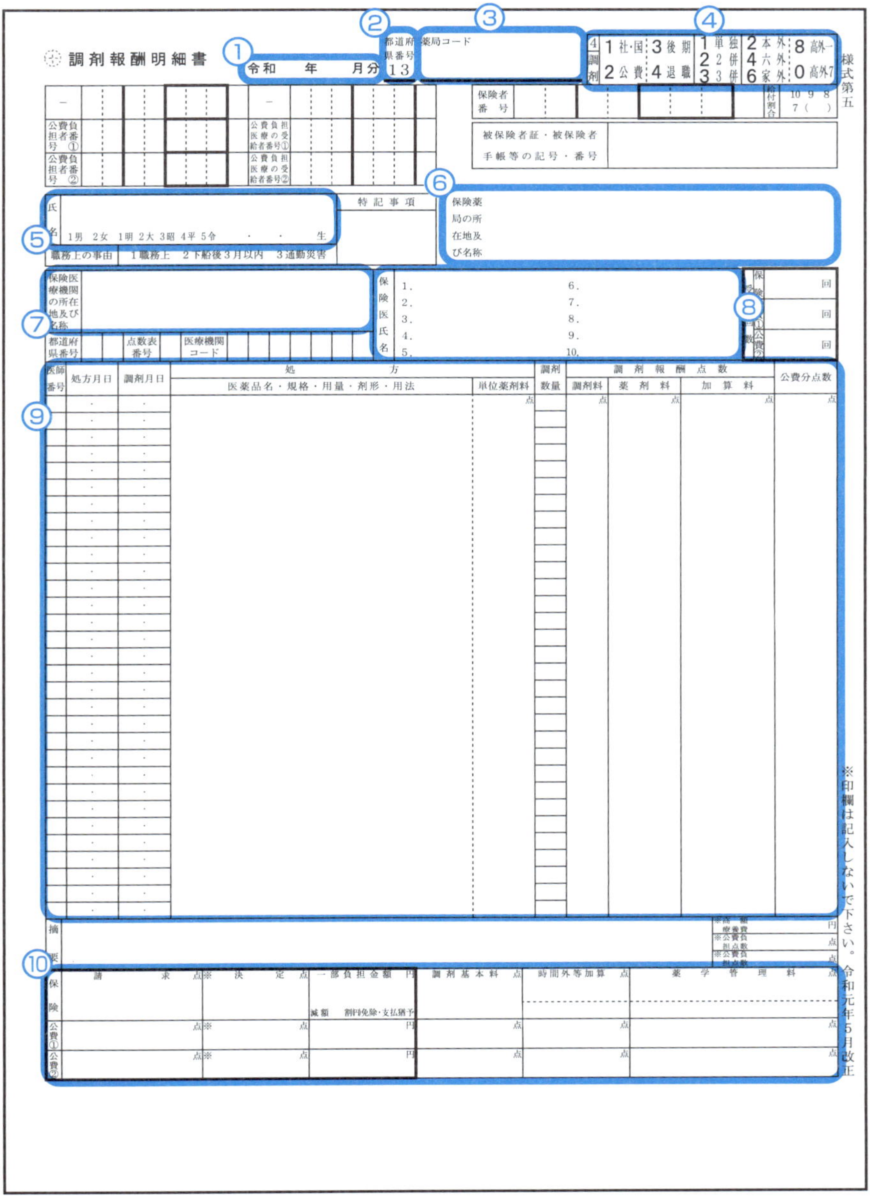

調剤報酬明細書

① 令和　年　月分

② 都道府県番号 13

③ 薬局コード

④ 4 調剤　1 社・国　2 公費　3 後期　4 退職　1 単独　2 2併　3 3併　2 本外　4 六外　6 家外　8 高外一　0 高外7　様式第五

保険者番号　給付割合 10 9 8 7（　）

公費負担者番号①　公費負担医療の受給者番号①

公費負担者番号②　公費負担医療の受給者番号②

被保険者証・被保険者手帳等の記号・番号

⑤ 氏名　1男 2女 1明 2大 3昭 4平 5令　・　・　生

職務上の事由　1 職務上　2 下船後3月以内　3 通勤災害

特記事項

⑥ 保険薬局の所在地及び名称

⑦ 保険医療機関の所在地及び名称

都道府県番号　点数表番号　医療機関コード

保険医氏名　1.　2.　3.　4.　5.　6.　7.　8.　9.　10.

⑧ 受付回数　保険　回　公費①　回　公費②　回

⑨

医師番号	処方月日	調剤月日	処方（医薬品名・規格・用量・剤形・用法）	単位薬剤料	調剤数量	調剤料	薬剤料	加算料	公費分点数
	・	・		点		点	点	点	点

摘要　※高額療養費　円　※公費負担点数　点　※公費負担点数　点

⑩

	請求　点	※決定　点	一部負担金額　円	調剤基本料　点	時間外等加算　点	薬学管理料　点
保険			減額　割(円)免除・支払猶予			
公費①	点	※　点	円	点	点	点
公費②	点	※　点	円	点	点	点

※印欄は記入しないで下さい。令和元年5月改正

第10章まとめ

- 医療機関で薬をもらうとき、医療機関の窓口で薬を受け取る「院内処方」と、処方箋を書いてもらい調剤薬局で薬を受け取る「院外処方」があります。

- 院外処方では調剤料や服薬指導料などが加算され、院内処方より患者の負担額は大きくなりますが、その分複数の医療機関から処方された薬の飲み合わせなどがチェックでき、安全性の面で優れているともいえます。

- 近年では、門前薬局から地域の「かかりつけ薬局」への移行を国は推進しています。患者にとっては「かかりつけ薬局」をもつことによって、薬による適切で安全な治療ができ、より安心で健康な生活を送ることができます。

- 調剤報酬には、「調剤技術料」「薬学管理料」「薬剤料」「特定保険医療材料料」の四つがあります。

- 調剤技術料は、薬局における基本的な調剤体制を評価した「調剤基本料」と、薬剤の種類や日数に応じて定められている「調剤料」と「加算」により構成されます。

- 薬学管理料は、薬剤師による薬学管理、服薬指導、情報提供、在宅医療への取り組みなどを評価するための調剤報酬となります。

- 調剤報酬明細書とは、医療機関が保険者に対して発行する、調剤報酬の詳細を記した明細書で、調剤レセプトと略されます。

- 調剤報酬明細書には、調剤された医薬品名・規格・用量・剤形・用法などや、請求額の計算根拠となる調剤報酬点数などが記載されています。

保険診療以外の
医療費

本章では、保健診療以外の医療費について見ていきます。

医療保険を使えないケースとしては、交通事故（自動車事故）や労働災害などの他にも、健康診断や予防接種、美容整形などがあります。

これら保険診療を使えないケースについて、わが国にはその代わりになる制度としてどのようなものがあるのか、その基礎知識について解説します。

11-1

自費診療
医療保険を使えない場合は？

医療保険は、日常生活における病気やケガが対象となります。交通事故（自動車事故）、労働災害、自分の故意や過失による場合には適用されません。また、日常生活に支障のない症状や、自分の希望で受けた診療の場合にも、医療保険を使うことはできません。

▶▶ 医療保険を使えないケース

次のようなケースには、医療保険を使えません。

①交通事故（自動車事故）

交通事故（自動車事故）によってケガをした場合は、自賠責保険を使うことになります。自賠責保険については、11-2を参照してください。

②労働災害

業務上や通勤途上の病気やケガについては、労災保険の対象になります。
労災保険については、11-3を参照してください。

③第三者の故意・過失による病気やケガ

病気やケガの原因に第三者が関わっている場合、いわゆる「相手のある場合」には原則として医療保険を使うことはできません。ただし、保険者に「第三者の行為による傷病届」を提出すれば、保険者が加害者に対して医療費を請求できるので、保険診療を受けることができます。

④自分の故意による病気やケガ

自分の犯罪行為、麻薬中毒、自殺未遂が原因の場合も医療保険は使えません。

⑤飲酒やけんかによる病気やケガ

泥酔、けんかが原因の病気やケガも医療保険は使えません。

このような場合には医療保険は使えず、医療費は全額自己負担になります。

▶▶ 保険の対象にならない診療

次のような、日常生活に支障のない、患者の希望で受けた診療では医療保険を使えません。

①健康診断、②予防接種、③美容整形、④通常分娩、⑤歯列矯正、⑥経済的な理由による人工妊娠中絶および避妊手術

妊娠は病気とはみなされず医療保険の適用外となっていますが、帝王切開や異常分娩の場合や、母体に危機が迫ったときの妊娠中絶には医療保険が適用されます。

その他にも、①先進医療を受けた場合、②個室などに入院した場合の差額室料、③薬剤の容器代、④小型の薬剤吸入器、⑤往診、訪問診療、訪問看護にかかる交通費なども自己負担になります。

最近の医療機関の領収書には、「保険」と「保険外」と区分されていますので、自分が受けた診療に医療保険が適用されているかどうかを確認することができます。

「健康診断」については、11-4を参照してください。

「予防接種」については、11-5を参照してください。

また、保険診療と保険外診療を併用することのできる「保険外併用療養費制度」もありますが、これについては、11-6を参照してください。

11-2
自賠責保険
交通事故被害者への救済

　自賠責保険（共済）は、自動車損害賠償保障法に基づき、1955年に国が始めた保険制度です。自賠責保険（共済）は、交通事故による被害者を救済するため、加害者が負うべき経済的な負担を補填（ほてん）することにより、基本的な対人賠償を確保することが目的で、原動機付自転車（原付）を含むすべての自動車に加入が義務付けられています。無保険車による事故、ひき逃げ事故の被害者に対しては、政府保障事業によって救済が図られています。

▶▶ 最低限の補償をする「自賠責保険」

　自賠責保険（共済）では、被害者1名につき下記を限度として補償されます。

- ・死亡による損害：3,000万円
- ・傷害による損害：120万円
- ・後遺障害による損害：障害の程度に応じて、75万円〜4,000万円

　なお、被害者1名ごとに支払限度額が定められていますので、一つの事故で複数の被害者がいる場合でも、被害者の支払限度額が減らされることはありません。

▶▶ 自賠責保険の不足分をカバーする「任意保険」

　最近では損害賠償額が1億円を超えるケースも珍しくなく、自賠責保険だけではカバーしきれないため、多くのドライバーが、以下の保険を組み合わせた「**任意保険**」に加入しています。

- ・相手への補償：対人賠償保険
- ・自分のケガの補償：人身傷害補償保険、自損事故保険、搭乗者傷害保険、無保険車傷害保険

・車の補償：車両保険

▶▶ 交通事故で健康保険を使う場合

　交通事故によるケガの場合、医療保険よりも自賠責保険を適用するケースが多くありますが、自賠責保険による医療費は自由診療となり、診療報酬点数を医療機関が自由に決めることができます（1点15円〜30円程度）。自賠責保険を使うよりも医療保険を使うほうが、被害者にとって得策となることがありますが、事前に保険者に「**第三者の行為による傷病届**」を提出する必要があります。

①加害者が任意保険に加入しておらず、自賠責保険のみ加入している場合
②被害者にも自己の過失があるとき（現実には、ほとんどの交通事故で被害者にも過失があるとされています）
③治療、入院期間が長引きそうなとき

医療保険を利用した場合と、自賠責保険を利用した場合の差（例）		
	健康保険を利用した場合 （1点10円）	自賠責保険を利用した場合 （1点20円の場合:自由診療）
治療費① （10万点の場合）	100万円	200万円
被害者の窓口負担①' （3割負担の場合）	30万円	なし
慰謝料②	100万円	100万円
休業補償③	100万円	100万円
損害金額合計④ （①または①'+②+③）	230万円	400万円
損害賠償額⑤ （④×(1-0.5)※1）	230万円×(1-0.5)=115万円	400万円×(1-0.5)=200万円
病院への支払額⑥	30万円	200万円
受け取る金額 （⑤-⑥）	85万円	0円

※1 過失相殺率5:5の場合

第11章 保険診療以外の医療費

11-3

労災保険
業務災害などへの保険給付

労災保険制度は、労働者の業務上の事由または通勤による労働者の傷病などに対して必要な保険給付を行い、併せて被災労働者の社会復帰の促進などの事業を行う制度です。その費用は、原則として事業主の負担する保険料によってまかなわれています。

▶▶ 労災保険が適用される人

労災保険は、原則として1人でも労働者を雇用する事業は、業種の規模の如何を問わず、すべてに適用されます。なお、労災保険における労働者とは、「職業の種類を問わず、事業に使用される者で、賃金を支払われる者」をいい、労働者であればアルバイトやパートタイマーなどの雇用形態は関係ありません。

労災年金給付などの算定の基礎となる給付基礎日額については、労災保険法第8条の3などの規定に基づき、毎月勤労統計の平均給与額の変動などに応じて、毎年自動的に変更されています。

▶▶ 労災保険は労働基準監督署が判断

業務災害や通勤災害でケガをした場合は、**労災指定医療機関**で受診するのが原則です（労災指定医療機関は、厚生労働省のホームページで検索することができます。http://rousai-kensaku.mhlw.go.jp/）。

受診の際には、必ず「労災による治療であること」を告げておきます（所定の請求書を後日提出する旨など）。やむを得ず、労災指定医療機関以外で受診した場合は、窓口で治療費を支払ったうえで、別途、給付請求の手続きが必要になります。

医療機関に提出された請求書は所管の**労働基準監督署**に送られ、監督官が療養補償給付請求書と受傷原因などを審査します。労災と認定されれば、給付が受けられます。労災と認定されるかどうかは、労働基準監督署の判断によります。認定されなかった場合には、医療保険に切り替えられます。また、労働基準監督署の決定に不服な場合には、異議申し立てをすることができます。

　通勤途中の自動車事故の場合には、労災保険給付と自賠責保険などによる保険金支払いとの間で、損害に対する二重のてん補とならないよう支給調整が行われます。労災保険給付と自賠責保険などによる保険金の支払いのどちらか一方を先に受けてください。どちらを先に受けるかは、被災労働者またはその遺族が自由に選ぶことができます。

労災保険の給付の概要

保険給付の種類		こういうときは	保険給付の内容
療養（補償）給付		業務災害または通勤災害による傷病により療養するとき（労災病院や労災指定医療機関などで療養を受けるとき）	必要な療養の給付※1
		業務災害または通勤災害による傷病により療養するとき（労災病院や労災指定医療機関など以外で療養を受けるとき）	必要な療養の費用の支給※1
休業（補償）給付		業務災害または通勤災害による傷病の療養のため労働することができず、賃金を受けられないとき	休業4日目から、休業1日につき給付基礎日額の60%相当額
障害（補償）給付	障害（補償）年金	業務災害または通勤災害による傷病が治癒（症状固定）した後に障害等級第1級から第7級までに該当する障害が残ったとき	障害の程度に応じ、給付基礎日額の313日分から131日分の年金
	障害（補償）一時金	業務災害または通勤災害による傷病が治癒（症状固定）した後に障害等級第8級から第14級までに該当する障害が残ったとき	障害の程度に応じ、給付基礎日額の503日分から56日分の一時金
遺族（補償）給付	遺族（補償）年金	業務災害または通勤災害により死亡したとき	遺族の数などに応じ、給付基礎日額の245日分から153日分の年金
	遺族（補償）一時金	（1）遺族（補償）年金を受け得る遺族がないとき（2）遺族（補償）年金を受けている方が失権し、かつ、他に遺族（補償）年金を受け得る人がない場合であって、すでに支給された年金の合計額が給付基礎日額の1000日分に満たないとき	給付基礎日額の1000日分の一時金（（2）の場合は、すでに支給した年金の合計額を差し引いた額）
葬祭料葬祭給付		業務災害または通勤災害により死亡した方の葬祭を行うとき	315,000円に給付基礎日額の30日分を加えた額（その額が給付基礎日額の60日分に満たない場合は、給付基礎日額の60日分）
傷病（補償）年金		業務災害または通勤災害による傷病が療養開始後1年6ヶ月を経過した日または同日後において次の各号のいずれにも該当するとき（1）傷病が治癒（症状固定）していないこと（2）傷病による障害の程度が傷病等級に該当すること	障害の程度に応じ、給付基礎日額の313日分から245日分の年金
介護（補償）給付		障害（補償）年金または傷病（補償）年金受給者のうち第1級の者または第2級の精神・神経の障害及び胸腹部臓器の障害の者であって、現に介護を受けているとき	常時介護の場合は、介護の費用として支出した額（ただし、166,950円を上限とする）親族等により介護を受けており介護費用を支出していない場合、または支出した額が72,990円を下回る場合は72,990円随時介護の場合は、介護の費用として支出した額（ただし、83,480円を上限とする）親族等により介護を受けており介護費用を支出していない場合または支出した額が36,500円を下回る場合は36,500円
二次健康診断等給付		事業主が行った直近の定期健康診断等（一次健康診断）において、次の（1）、（2）のいずれにも該当するとき（1）血圧検査、血中脂質検査、血糖検査、腹囲またはBMI（肥満度）の測定のすべての検査において異常の所見があると診断されていること（2）脳血管疾患または心臓疾患の症状を有していないと認められること	二次健康診断および特定保健指導の給付

※1　療養のため通院した場合には、通院費が支給される場合があります。
※表中の金額などは令和2年4月1日改定後のものです。

11-4
健康診断・人間ドック
病気の予防のために

　病気を早期に発見することは、心や体にかかる負担も少なく、治癒の可能性も高く、また要する期間も少なくなります。医療費が少なくて済むということも大きなポイントとなります。しかし、病気を予防するための「健康診断」や「人間ドック」は、病気の治療が目的ではないため、医療保険を使うことはできません。受診する医療機関によっても料金が異なります。

▶▶ 健康診断について

　健康診断については、**労働安全衛生法**で「事業者は、労働者に対し、厚生労働省令で定めるところにより、医師による健康診断を行なわなければならない。」と決まっています。健康診断の実施は従業員数や会社の規模で決まるものではなく、小さな会社でも人を雇えば、健康診断（雇入時健康診断および一般業務従事者は年1回以上、特定業務従事者は半年に1回以上の定期健康診断）を受けさせる義務が発生します。労働者にとっては、事業者が行う健康診断を受けなければならない義務があります。

　2015年12月から、医師などによる心理的な負担の程度を把握するための検査（**ストレスチェック**）の実施が、常時使用する労働者数が50人以上の事業者の義務となりました（50人未満の事業場については当面の間努力義務とされます）。

　検査の結果、一定の要件に該当する労働者から申し出があった場合、医師による面接指導を実施することが事業者の義務とされています。

　また、学校の児童、生徒、学生や学校職員については、学校保健安全法により、毎学年6月30日までに、健康診断を行うことが定められています。

　自営業者や主婦の場合には、地方自治体が主催する各種健診を受けることも可能です。内容や料金は地方自治体によって異なりますが、比較的安価（無料や、ワンコインのところもあります）で健診が受けられます。

　2008年4月から、40歳以上の人には**特定健康診査**（メタボ検診）が義務付けられています。

人間ドックについて

　人間ドックは日本独自の発想で、予防医学の観点から自覚症状の有無に関係なく定期的に病院・診療所に赴き、身体各部位の精密検査を受けて、普段気がつきにくい疾患や臓器の異常や健康度などをチェックする健康診断の一種です。

　精密検査を行うため、一般的な健康診断よりも料金が割高になります。

　一般的な料金は、1日（日帰り）ドックで、全国平均で約3万円（3万円～5万円）程度、2日ドックで、5万円～10万円程度が相場のようです。

　人間ドックを受診する際には、いくつかの検査機関を比較して、受けたい検査項目がもれなくあるか、不要な検査が多くないか、料金が適正かなど、よく確認しておくことが大切です。人間ドックの受診に対して補助を行う保険者もありますので、自分が加入している健康保険組合の事務所などに確認するのもよいでしょう。

特定健康診査	
対象者	実施年度中に 40-75 歳に達する加入者（被保険者・被扶養者） 実施年度を通じて加入している（年度途中に加入・脱退がない）者 除外規定（妊産婦・刑務所服役中・長期入院・海外在住など）に該当しない者 ※年度途中に 75 歳に達する加入者は、75 歳に到達するまでの間が対象
基本的な健診の項目	○ 質問票（服薬歴、喫煙歴など） ○ 身体計測（身長、体重、BMI、腹囲） ○ 理学的検査（身体診察） ○ 血圧測定 ○ 血液検査 　・脂質検査（中性脂肪、HDL コレステロール、LDL コレステロール） 　・血糖検査（空腹時血糖又は HbA1ｃ）注）摂食時は HbA1ｃ 　・肝機能検査（GOT、GPT、γ－GTP） ○ 検尿（尿糖、尿蛋白）
詳細な健診の項目	○ 心電図検査（12 誘導心電図） 　前年の健診結果等において、①血糖高値、②脂質異常、③血圧高値、④肥満のすべての項目について、以下の基準に該当した者 ○ 眼底検査 　前年の健診結果等において、①血糖高値、②脂質異常、③血圧高値、④肥満のすべての項目について、以下の基準に該当した者 ○ 貧血検査（赤血球数、血色素量、ヘマトクリット値） 　貧血の既往歴を有する者又は視診などで貧血が疑われる者

【判定基準】

①血糖高値	A　空腹時血糖 100mg /dl 以上　または　B　HbA1c（NGSP）5.6%以上
②脂質異常	A　中性脂肪 150mg /dl 以上　または　B　HDL コレステロール 40mg /dl 未満
③血圧高値	A　収縮期血圧 130mm Hg 以上　または　B　拡張期血圧 85mm Hg 以上
④肥満	A　腹囲男性 85㎝以上、女性 90㎝以上　または　B　BMI ≧ 25kg /㎡

11-5
予防接種
「定期予防接種」と「任意予防接種」

　予防接種とは、病気に対する免疫をつけるために抗原物質（ワクチン）を投与（接種）することで、接種により原体の感染による発病、障害、死亡を防いだり和らげたりすることができます。さらに伝染病の抑止に最も効果的で、コストパフォーマンスの高い方法だと考えられています。

▶▶ 定期予防接種

　定期予防接種は、**予防接種法**に基づいて接種され、対象年齢の接種費用には自治体による公費助成が行われます。

　A類疾病については地方公共団体の多くで無償とされます（行政措置予防接種。有償とする地方公共団体もあります）。

　なお、予防接種により健康被害が発生した場合は、予防接種法第11条による救済制度があります。

> A類疾病……疾患の発生及び集団でのまん延の予防を目的とし、接種対象者
> 　　　　　またはその保護者などに接種の努力義務が課されています。
> B類疾病……主に個人予防に重点をおき、努力義務はありません。

▶▶ 任意予防接種

　任意接種は、予防接種法に定めがなく、被接種者（またはその親権者など）の自由意思による接種です。接種費用は、全額自己負担となります。

　なお、予防接種により健康被害が発生した場合は、**医薬品副作用被害救済制度**が適用されます。

　流行性耳下腺炎（おたふくかぜ）、A型肝炎、成人用肺炎球菌、狂犬病などの他、定期接種の対象年齢層以外に対するA類疾病／B類疾病も任意接種となります。

接種できるワクチンと接種年齢の目安（数回接種が必要な場合は1回目）

定期予防接種		予防できる感染症	初回接種時期目安（カッコ内は接種回数）
A類疾病	B型肝炎	B型肝炎	生後2か月～（27日以上の間を空けて2回、1目目の接種から139日以上の間を空けて1回）※母親がHBVキャリアの場合は、定期接種とは異なるスケジュールで接種します（健康保険適応）
	ヒブ（インフルエンザ菌b型）	ヒブ感染症（特に細菌性髄膜炎・喉頭蓋炎）	生後2か月～（4回:初回3回、追加1回）
	小児用肺炎球菌	小児の肺炎球菌感染症（細菌性髄膜炎、肺炎など）	生後2か月～（4回:初回3回、追加1回）
	DPT-IPV（四種混合）	ジフテリア、百日せき、破傷風、ポリオ（小児まひ、急性灰白髄炎）	生後3か月～（4回:初回3回、追加1回）
	BCG	結核	生後5～8か月未満（1回）
	はしか（麻しん）風しん混合	麻しん、風しん	1歳の誕生日を迎えたらすぐ（2回：初回1回、追加1回）
	日本脳炎	日本脳炎	3歳（1期　3回：初回2回、追加1回、2期　9歳で4回目）
	DT（二種混合）	ジフテリア、破傷風	11歳（DPT、DPT-IPVの追加として1回）
	HPV（2種類）	子宮頸がん※1	中学1年生（3回：1回目の1か月後に2回目、6か月後に3回目）
	水痘（みずぼうそう）	水痘（みずぼうそう）	1歳の誕生日を迎えたらすぐ（2回：初回1回、追加1回）
B類疾病	成人用肺炎球菌	中耳炎、肺炎、気管支炎、菌血症、髄膜炎など	(1) 65歳以上（1回）
			(2) 60歳以上65歳未満で、リスクが高い場合（1回）
	インフルエンザ	インフルエンザ	(1) 65歳以上（年1回）
			(2) 60歳以上65歳未満で、リスクが高い場合（年1回）

任意接種	予防できる感染症	初回接種時期目安（カッコ内は接種回数）
ロタウイルス＜2回接種＞	ロタウイルス感染症（ロタウイルス胃腸炎と脳炎などの重い合併症）	生後2か月（2回）
ロタウイルス＜3回接種＞	ロタウイルス感染症（ロタウイルス胃腸炎と脳炎などの重い合併症）	生後2か月（3回）
おたふくかぜ	おたふくかぜ（ムンプス）	1～1歳4か月未満（2回：初回1回、追加1回）
インフルエンザ	インフルエンザ	生後6か月以降の秋（毎秋1～2回）
A型肝炎	A型肝炎	1歳～（3回：初回2回、追加1回）
髄膜炎菌	髄膜炎菌感染症	2歳～（1回）
狂犬病	狂犬病	全年齢（初回2回、追加1回／かまれたら6回）
破傷風	破傷風	全年齢（20代後半以上を目安にDPT、DPT-IPVの追加として1回）

※子宮頸がんワクチンの予防接種については、厚生労働省の専門家会議において、「接種希望者の接種機会は確保しつつ、適切な情報提供ができるまでの間は、積極的な接種勧奨を一時的に差し控えるべき」とされています。

第11章　保険診療以外の医療費

11-6
保険外併用療養費制度
評価療養と選定療養

保険診療と保険外診療を併用する「混合診療」が禁止されているため、保険が適用されない保険外診療を行った場合、保険が適用される診療も含めて、医療費の全額が自己負担となります。ただし、保険外診療を受ける場合でも、厚生労働大臣の定める「評価療養」、「選定療養」ならびに「患者申出療養」については、保険診療との併用が認められています。

▶▶ 保険外併用療養費の仕組み

保険診療との併用が認められる場合、通常の治療と共通する部分（診察・検査・投薬・入院料など）の費用は、一般の保険診療と同様に扱われ、その部分については一部負担金を支払うことになります。

残りの額は「**保険外併用療養費**」として健康保険から給付が行われます。

また、被扶養者の保険外併用療養費にかかる給付は、**家族療養費**として給付が行われます。

▶▶ 「評価療養」とは

「**評価療養**」とは、将来、保険適用にするかどうかの評価段階にある高度な医療技術のことで、次の7区分が認められています。

①先進医療（高度医療を含む）
②医薬品の治験に係る診療
③医療機器の治験に係る診療
④薬事法承認後で保険収載前の医薬品の使用
⑤薬事法承認後で保険収載前の医療機器の使用
⑥適応外の医薬品の使用
⑦適応外の医療機器の使用

　評価療養に該当する診療を受けた患者は、評価療養部分の費用については、全額自己負担となりますが、通常の保険診療分の費用については、一部自己負担で済みます。なお、評価療養のうち「先進医療」を受けられるのは、「施設基準に該当し厚生労働大臣の承認を受けた保険医療機関」に限られています。

▶▶「選定療養」とは

　「**選定療養**」とは、快適性や利便性などを求める患者が、自分で選択する特別な医療サービスのことで、下記のサービスなどが認められています。

> ①特別の療養環境（差額ベッド代）
> 　（救急の場合、治療上必要な場合、同意書へのサインがない場合などを除く）
> ②予約診療
> ③時間外診療（緊急時などは除く）
> ④紹介状なしの200床以上の病院での初診
> ⑤200床以上の病院の再診（他の医師を紹介したにもかかわらず患者が希望した場合）
> ⑥180日以上の入院
> ⑦制限行為を超える医療行為（月13単位を超える慢性期患者のリハビリテーションなど）
> ⑧歯科の金合金など
> ⑨金属床総義歯
> ⑩小児う蝕の指導管理

▶▶ 患者申出療養

　2016年4月から、保険外併用療養費制度の新たな枠組みとして「患者申出療養」が加わりました。患者申出療養は、未承認薬などを迅速に保険外併用療養として使用したいという、困難な病気と闘う患者の思いに応えるため、患者からの申出を起点とする新たな仕組みとして創設されたものです。将来的に保険適用につなげるためのデータや科学的根拠を集積することを目的としています。

第11章まとめ

● 医療保険を使えないケースには、以下のものがあります。

　　① 交通事故（自動車事故）

　　② 労働災害

　　③ 第三者の故意・過失による病気やケガ

　　④ 自分の故意による病気やケガ

　　⑤ 飲酒やけんかによる病気やケガ

● 健康診断、予防接種、美容整形、通常分娩、歯列矯正、経済的な理由による人工妊娠中絶及び避妊手術も、医療保険による診療は行えません。

● 自動車事故（交通事故）では、法的に加入を義務付けられている「自賠責保険」のほか、ドライバーが任意に加入する「任意保険」によって補償されます。

● 労働者の業務上または通勤途上における傷病については、労災保険が適用されます。通勤途上の自動車事故（交通事故）では、自賠責保険が優先適用されます。

● 健康診断や人間ドックでは、医療保険は適用されません。被雇用者であれば、年1回の法定健康診断を受けられます。自営業者や主婦の場合には、地方自治体が主催する各種検診を受けることが可能です。また、児童、生徒、学生、教職員は学校保健安全法に基づく健康診断を受けられます。

● 予防接種は、「定期予防接種」と「任意予防接種」に分けられます。「定期予防接種」は、疾患の発生及び集団でのまん延の予防を目的として、接種対象者または親権者に接種の努力義務が課せられています。「任意予防接種」は非接種者または親権者の自由意思による接種です。毎年インフルエンザが流行しており、65歳以上の老人などでは、「定期予防接種」（ただし努力義務のないB類疾病）に指定されています。

● 保険外併用療養費制度には、高度な医療技術である「評価療養」と、患者が自分で選択できる「選定療養」があり、2016年4月には新たに「患者申出療養」が加わりました。

第12章

今後の医療制度の
ゆくえ

　第1章から第11章まで2020年診療報酬改定を踏まえた、医療費の基本的な仕組みについて解説してきました。外来／入院の診療報酬がどのような仕組みで成り立っているのか、また、手術、リハビリなどの診療行為がどのように診療報酬点数につながるのか、その他、在宅医療や調剤の報酬についても見てきました。

　現在、日本の医療提供体制および医業経営をとりまく環境は、大きな変革期を迎えようとしています。少子高齢化社会が進展する中で、いかにして国民皆保険制度を維持しながら、質の高い医療を提供し、国民の健康と安全を確保するかが大きな国家的課題となっています。

　本章では、今後の日本社会が抱える問題や、医療を取り巻く環境の変化、そして、国が進める医療制度改革の方向性などについて解説します。

12-1
2040年を見据えた社会保障の将来見通し
2040年の社会保障費の見通しを議論

平成30年5月、社会保障審議会医療保険部会において議論の素材という形ではありますが、2040年の社会保障給付費の見通しが示されました。

▶▶ 改定にあたっての基本認識

右の図は医療介護給付費の見通しを、2025年までの制度改革に基づく計画ベースで比較したものです。単価の伸び率がこの表では2通り設定されていますが、ここでは高いほうの単価で見通したもので比較します。

2018年度における医療介護給付費の内訳は、医療39.2兆円、介護10.7兆円で総計49.9兆円（GDP比8.8%）となっています。この数値が2025年では医療47.8兆円、介護15.3兆円で総計63.1兆円（GDP比9.8%）となっています。さらに2040年における数値を見ると、医療68.5兆円（2018年度比174.7%）、介護25.8兆円（同241.1%）で総計94.3兆円（GDP比11.9%）（同189.0%）となっています。ただし、2040年における計画ベースは2025年をベースに人口構成の変化などを勘案した数字で、2025年度以降の改革の要素が盛り込まれていません。2025年以降も引き続き、医療から介護への移行も含めた厳しい制度改革が実行されるであろうことを考えると、実際の数値は介護の構成比がさらに高まるものと予測されます。

▶▶ 増大する費用に対する制度改革の実施

医療・介護給付費について、現状投影（現状の年齢別受療率・利用率を基に機械的に将来の患者数や利用者数を計算）と計画（改革）ベースを比較すると、以下のようになります。

・医療では、病床機能の分化・連携が進むとともに、後発医薬品の普及など適正化の取り組みによって、入院患者数の減少や、医療費の適正化が行われ、2040年度で▲1.6兆円

・介護では、地域のニーズに応じたサービス基盤の充実が行われることで、2040年度で＋1.2兆円

　疾病や状態像に応じて、その人にとって適切な医療・介護サービスが受けられる社会の実現を目指したものとなっています。

医療・介護給付費の見通し（計画ベース）

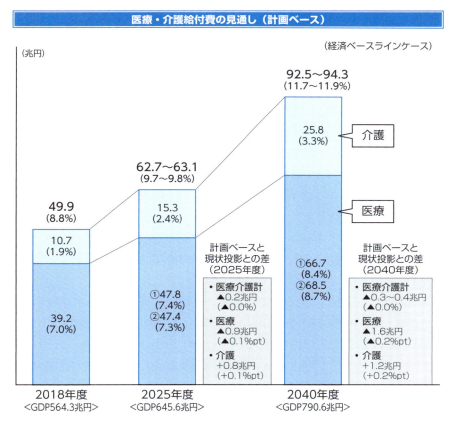

出典:第112回社会保障審議会医療保険部会資料(平成30年5月25日)

12-2
地域医療構想
2025年に向けた医療制度改革

2025年に向けた医療制度改革の中心をなすのが地域医療構想です。今後の医療提供体制を理解するうえで、この内容を把握しておくことが必要となります。

▶▶ 2025年の病床必要量に基づいた医療提供体制の実現

右の図は、「地域医療構想について」という厚生労働省の資料の一部です。これは、地域医療構想を進めるにあたって最初に配布されたものです。

地域医療構想の内容は二つあります。

一つは、**2025年の医療需要と病床の必要量を計る**ことです。高度急性期、急性期、回復期、慢性期という四つの機能ごとに、都道府県内の構想区域、特に2次医療圏を基本単位として必要病床数を推計します。2025年は、団塊の世代が全員75歳（後期高齢者）の仲間入りをする年です。

二つ目は、**目指すべき医療提供体制を実現するための施策を実施する**ことです。医療機能の分化・連携を進めるための、病床などの施設設備、医療従事者の確保・養成などがそれにあたります。

前提として、現状の病床、特に一般病床（医療法上における）において、入院施設を持つ医療機関が入院患者に提供する医療機能がわかりにくいという現状があります。

医療法上、入院施設のある医療機関は、一般病床、療養病床、精神病床、感染症病床、結核病床の病床種別の届出をします。多数の病院が一般病床として届け出ており、その数はおよそ100万床あります。しかし、中身を見ると、ICUやSCU、救命救急など、非常に高度な医療を提供する病床から、障害者病棟、特殊疾患・難病の方を治療する慢性期的な施設まで、すべてが「一般病床」と呼称されています。この点を明確にするために、地域医療構想と病床機能報告制度がスタートしました。医療機関においても自らが提供する医療機能を明確化し、地域内でのスムーズな連携を実現することが求められています。

地域医療構想について

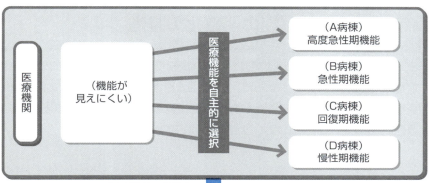

医療機関

（機能が
見えにくい）

医療機能を自主的に選択

（A病棟）
高度急性期機能

（B病棟）
急性期機能

（C病棟）
回復期機能

（D病棟）
慢性期機能

医療機能の現状と
今後の方向を報告

都道府県

医療機能の報告などを活用し、
「地域医療構想」を策定し、
さらなる機能分化を推進

（「地域医療構想」の内容）
1．2025年の医療需要と病床の必要量
・高度急性期・急性期・回復期・慢性期の4機能ごとに医療需要と必要病床数を推計
・在宅医療などの医療需要を推計
・都道府県内の構想区域（二次医療圏が基本）単位で推計
2．目指すべき医療提供体制を実現するための施策
例）　医療機能の分化・連携を進めるための施設設備、在宅医療等の充実、医療従事者
の確保・養成など

機能分化・連携については、「地域医療構想調整会議」で議論・調整

出典:「入院医療（その1）」（厚生労働省 中央社会保険医療協議会第344回資料 平成29年1月25日）

第12章 今後の医療制度のゆくえ

12-3

病床規模別役割（機能）の明確化
病床規模による機能の明確化の推進

　2018年、2020年診療報酬改定において病床規模別（400床以上、200床未満）の役割の明確化が打ち出されました。これは2次医療圏内における個々の医療機関の機能を病床規模によって明確化しようという国の政策の一環と思われます。2回の改定における病床規模別の主な改定内容は以下のようになります。

▶▶ 400床以上は大病院として高度急性期・急性期へ特化

　400床以上の病院の改訂内容です。

2018年改定時
・病床数500床以上を要件とする診療報酬について、当該基準400床に変更する
　⇒大病院の定義の変更、地域包括病棟届け出1病棟まで
・大病院の外来医療の機能分化を推進する観点から、紹介状なしで大病院を受診した患者などの定額負担を徴収する責務がある医療機関について、対象病院を拡大する
　⇒許可病床400床以上

2020年改定時
・地域包括病棟への同一病院内急性期病棟からの転棟が60％を超えた場合入院料10％減算
・新たな地域包括病棟の届け出を認めない

▶▶ 200床未満は地域包括ケアシステムのバックアップ病院として

　200床未満の病院の改訂内容です。

2018年改定時

・【地域包括ケアに関する実績部分】（200床未満の病院に限る）

　⇒在宅医療などへの取り組みにより　180点加点

・機能強化加算（初診時80点の加算）の算定対象

病床規模	主な機能	対象の主な診療報酬
400床以上	高度急性期・急性期	大病院としての定義
		紹介状のない患者に対して定額負担（特定機能病院・地域医療支援病院）
		地域包括ケア病棟の届け出不可
		外来診療料（他医療機関からの照会が少ない場合は減算）
200〜399床	二次医療圏内のポジションによって急性期、回復期を選択	外来診療料
		紹介状のない患者に対して定額負担（特定機能病院・地域医療支援病院）
200床未満	回復期機能を中心に地域包括ケアシステムをバックアップ	在宅療養支援病院
		地域包括ケアに関する実績部分対象
		機能強化加算
		特定疾患療養管理料

病床規模別機能・診療報酬

第12章　今後の医療制度のゆくえ

地域医療構想の実現に向けて病院再編・統合400施設余りを公表

再編・統合の対象施設公表

2019（令和元）年9月、厚生労働省は再編・統合の検討が必要と判断した公立・公的病院のリストを公表。2020年1月にはリストを修正するとともに、再編統合に向けた議論を行うよう、各都道府県に求めています。

▶▶ 2020年1月時点の再検証対象施設は440

2019（令和元）年9月に厚生労働省は、急性期における診療実績、近隣に類似施設があるなど、地域において再編・統合の検討が必要と判断した424の公立・公的病院を初めて公表しました。その後2020年1月通知において、データ入力漏れなどの理由により、およそ約20病院が追加され（名前の公表はなし）、逆に7病院については対象から除外されました。その結果、2020年1月時点の再検証対象施設は440となりました。

また、各都道府県での再検証の期限を巡っては、通知の中で「2020年度から2025年までの具体的な進め方については、状況把握の結果を踏まえ、また、地方自治体の意見も踏まえながら、厚労省において整理の上、改めて通知する」としました。

▶▶（A）該当は277病院、（B）該当は307病院、両方とも該当は160病院

最初に発表された424施設については、がんや救急など地域に不可欠な医療の診療実績が少ない病院が主な対象となっています。再検証の要請対象となるのは、下記の（A）と（B）のいずれかに該当する場合です。

（A）9領域のすべてで「特に診療実績が少ない」（構想区域の人口規模を問わない）
　　277病院（うちAのみ該当117病院、Bも該当160病院）

・ 339の構想区域を人口規模別に5つに区分。その上で、各人口区分で、「下位33.3パーセンタイル値」の診療実績に該当する病院を、「特に診療実績が少ない」と判断。

(B) 6領域で、診療実績が「類似かつ近接」（人口100万人以上の構想区域は対象外）307病院（うちBのみ該当147病院、Aも該当160病院）

・「類似」とは、「各分析項目について、構想区域内に、一定数以上の診療実績を要する医療機関が2つ以上ある場合で、かつお互いの所在値が近接している場合」。具体的には、（1）同一構想区域内で、診療実績が上位50%以内に入っている医療機関を上位グループとする、（2）上位グループの中で、「診療実績の占有率が最低位」の医療機関の実績と、下位グループの中で「診療実績の占有率が最高位」である医療機関の実績を比較し、上位と下位で明らかな差がある場合を「集約型」（この場合は、下位グループを類似として扱う）、上位と下位で一定の差がない場合（1.5倍以内）を「横並び型」（この場合は、下位グループに加え、上位グループの1.5倍以内に該当する病院を類似として扱う）――という考え方で決定。

・「近接」とは、夜間や救急搬送の所要時間を考慮する観点から自動車での移動時間が20分以内。

▶▶ 民間約370施設が公立・公的と競合

　また、厚労省は、2017年の病床機能報告で高度急性期・急性期の機能を持つと報告した民間医療機関3187施設の診療実績のデータを各都道府県に提示しました。うち約370施設は、機能や地理的条件から「公立・公的医療機関等と競合すると考えられる民間医療機関リスト」として、医療機関名を挙げて都道府県に示しました。ただし、これらの民間医療機関のデータについては、厚労省から公表しない方針です。

12-5
外来医療の機能分化の推進
入院は病院、外来は診療所の推進

医療制度改革の中心的な位置づけとなっているのが、医療機能の分化・強化、連携と地域包括ケアシステムの推進です。大前提として"入院患者は病院で、一般の外来患者は診療所で"があり、この実現・推進は大変重要となっています。

▶▶ 外来医療の今後の方向性

外来医療の今後の方向性（イメージ）は、平成25年の「社会保障制度改革国民会議報告書」ですでに述べられており、ここ何回かの診療報酬改定でもこの方向性に則った形で審議されています（平成25年8月6日「社会保障制度改革国民会議報告書」より抜粋）。

・新しい提供体制は、利用者である患者が大病院、重装備病院への選好を今の形で続けたままでは機能しない。
・フリーアクセスの基本は守りつつ、限りある医療資源を効率的に活用するという医療提供体制改革に即した観点からは、医療機関間の適切な役割分担を図るため、「緩やかなゲートキーパー機能」の導入は必要。
・大病院の外来は紹介患者を中心とし、一般的な外来受診は「かかりつけ医」に相談することを基本とするシステムの普及、定着は必須。
・医療の提供を受ける患者の側に、大病院にすぐに行かなくとも、気軽に相談できるという安心感を与える医療体制のほうが望ましい。

▶▶ 紹介状なしで受診した患者の定額負担200床以上に拡大

2020年診療報酬改定では、紹介状なしの患者から定額負担徴収を義務付ける対象範囲が広がりました。また、紹介率や逆紹介率の低い病院の初診料など減算対象も同様に拡大されました。

1. 紹介状なしで受診した患者から定額負担を徴収する責務がある医療機関の対象範囲（特定機能病院及び許可病床400床以上の地域医療支援病院）について、特定機能病院及び地域医療支援病院（一般病床200床未満を除く）へ拡大する。
2. 紹介率や逆紹介率の低い病院を紹介なしで受診した患者に対する初・再診料減算に係る医療機関の対象範囲（特定機能病院及び許可病床400床以上の地域医療支援病院）について、1と同様に、特定機能病院及び地域医療支援病院（一般病床200床未満を除く）へ拡大する。

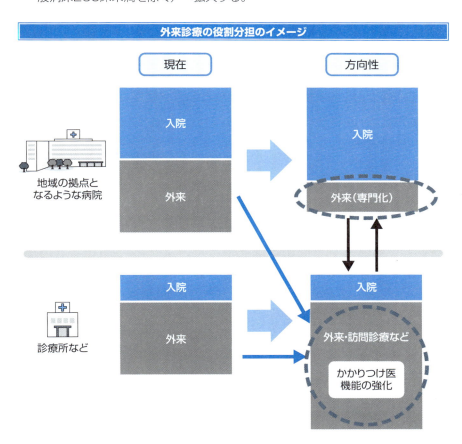

出典:「平成30年度診療報酬改定の概要」(厚生労働省)

12-6

治療と仕事の両立に資する取り組みの推進
療養・就労両立支援の充実に向けて

少子高齢化の進展により労働力不足が鮮明になっています。外国人労働者の受け入れ、高齢者・女性の雇用機会の増大が社会的な課題となっていますが、療養・就労両立支援も国民にとって安心な暮らしを送ることに必要なテーマといえます。

▶▶ 患者に療養上必要な指導を実施するなどの医学管理を行った場合評価

2020年診療報酬改定では、治療と仕事の両立を推進する観点から、企業から提供された勤務状況に関する情報に基づき、患者に療養上必要な指導を実施するなどの医学管理を行った場合の評価となるよう、**療養・就労両立支援指導料**について対象患者などの要件及び評価を見直すこととなりました。

▶▶ 対象疾患について、脳卒中、肝疾患及び指定難病を追加

具体的な内容は下記になっています。

1. 療養・就労両立支援指導料について、企業から提供された勤務情報に基づき、患者に療養上必要な指導を実施するとともに、企業に対して診療情報を提供した場合について評価する。また、診療情報を提供した後の勤務環境の変化を踏まえ療養上必要な指導を行った場合についても評価する。
2. 対象疾患：がんの他に、脳卒中、肝疾患及び指定難病を追加する。
3. 対象者について、産業医の選任されている事業場に勤務する者の他に、総括安全衛生管理者、衛生管理者、安全衛生推進者又は保健師が選任されている事業場に勤務する者を追加する。
4. 相談体制充実加算については、廃止とする。

治療と仕事の両立支援の進め方

両立支援を必要とする労働者からの申出

両立支援のための情報のやりとり

医療機関

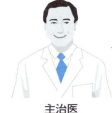

①勤務情報の提供
労働者から、主治医に対して、
業務内容などを記載した書面を提供

②意見書
主治医から、就業継続の可否や就業
上の措置、治療への配慮などについ
て意見書を作成

主治医

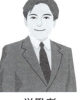

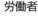

労働者

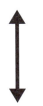

③両立支援プラン／職場復帰支援プランの作成
事業者は、主治医、産業医等の意見を勘案し、労働者本
人と十分に話し合った上で、就業継続の可否、具体的な
措置（作業転換など）や配慮（通院時間の確保など）の内
容を決定・実施

企業

（産業医などの意見）

出典：中央社会保険医療協議会 総会（第428回）資料（令和元年10月25日）

第12章まとめ

- 2040年における医療・介護給付費の予測を見ると、医療68.5兆円（2018年度比174.7％）、介護25.8兆円（同241.1％）で総計94.3兆円（GDP比11.9％）（同189.0％）となり、現行の2倍近くに達しています。

- 地域医療構想が目指す2025年まで残り5年を迎え、目指すべき医療提供体制の構築に向け、救急医療の評価など機能の分化・強化連携などの制度改革がさらに進展しています。

- 医療機能の分化・強化が進む中、診療報酬上において病床規模別に機能の明確化が図られています。400床以上は高度急性期・急性期を、200床未満は地域包括ケアシステムを支える機能が求められています。

- 急性期領域のすべてで「特に診療実績が少ない」および地域内で診療実績が「類似かつ近接」のいずれかに該当する公立・公的424病院が再編・統合の検討が必要として厚生労働省から公表されました。

- 外来医療の機能分化を推進する観点から、紹介状なしの受診患者から定額負担を徴収する責務のある医療機関の対象範囲が、特定機能病院及び一般病床200床以上の地域医療支援病院に拡大されました。

- 治療と仕事の両立を推進する観点から、患者に療養上必要な指導を実施するなどの医学管理を行った場合の評価となるよう、療養・就労両立支援指導料について対象患者などの要件及び評価を見直すこととなりました。

第13章

医療機関に求められる
医療制度改革への対応

　第12章において医療制度改革の方向を見てきました。少
子高齢化を反映した働き方改革の推進、就業者人口の減少に
よる、税金や社会保険料の減収、高齢者の増加による社会保
障費の増大など、医療機関の経営にとっては厳しい状況とい
えます。こうした中、地域医療を支え、住民に質の高い医療を
継続的に提供し得る医療機関として、安定的な経営のために
どのような対応が必要かを13章では解説します。

これまでに述べた、「医療提供機能別に病床編成を見直す」という医療制度改革に対して、医療機関はどのような対応が求められているのでしょうか。

▶▶ 現状は医療機関が提供する機能と患者が受ける機能が合っていない

右ページの図は、厚生労働省の資料「地域医療構想策定ガイドライン」（平成27年3月）に掲載されていたもので、横軸は、医療機関が病床機能報告制度に基づいて病棟ごとに届出をした機能、縦軸が実際の入院患者の治療状態を示しています。各病棟における入院患者の現状は、細長い長方形のようになっています。入院施設を持つ医療機関が届出をした病棟機能と、その病棟に入院している患者の治療実態が合っていないということを示しています。

これは患者にとって望ましい状況とはいえません。何故なら、回復期機能の医療を受ける必要のある患者が、高度急性期機能の病棟に入院していた場合、適切な治療が受けられないと考えられるからです。

▶▶ 患者・家族にとって望ましい治療が受けられる体制に向けて

例えばリハビリのセラピストによる歩行訓練など、回復期にある患者は、回復期機能を持つ病棟でしっかりしたリハビリ治療を受けることが必要です。

患者がそれぞれの状態に応じた医療機能を持つ医療機関で治療を受けられるように、各病院が自らの機能を実態と合った形で明確化し、病院間あるいは病棟間で連携することが重要です。患者の回復を期待する家族もそれを望むことでしょう。

▶▶ 医療機関・国の医療費にとっても望ましい医療提供体制構築

また、現在の状況は、病院にとってもあまり望ましいとはいえません。高度急性期病棟の1ベッド当たりの1日単価は恐らく10～20万円くらいと考えられます。しかし、回復期の患者が入院している場合は2～4万円くらいに下がり、1ベッド当た

りの収益性が下がります。高度急性期病床に入っている回復期の患者を回復期機能病床に移行させ、本来受け入れるべき患者（高度急性期）を入院させることができれば、病院経営にとっても望ましいということになります。このように、病棟機能と医療提供機能を合わせるということは、病院の収益性向上にもつながります。

　病床の機能を明確化して連携をすることは、国の医療費にとってもよい結果を招きます。患者が適切なリハビリを受け、自力で歩行・移動ができる状態であれば、介護費も含め、生涯医療費は寝たきり状態になったときに比べ大変少なくて済みます。入院患者が、受けるべき医療提供機能に対応した病棟で治療を受けることは、国の医療費の軽減につながり、ひいては医療費を負担する国民にとってもよい結果となります。

　これは、近江商人の哲学である、「売り手（医療機関）よし、買い手（患者・家族）よし、世間（国）よし」の"三方よし"に通じる考えといえます。

　現在の在院状況を、図にある「取り組み後の病棟」に移行させることは、非常に重要です。2年に1回行われる診療報酬改定の毎回の重要テーマとして、**「病床の機能を明確化し、強化して連携すること」**が掲げられていますが、その方針を進めていくことが、やはり今後の医療機関にとって大変重要といえます。

患者の収れんのイメージ

		各病院が病床機能報告制度で選択した機能			
		高度急性期	急性期	回復期	慢性期
実際に入院している患者像	高度急性期				
	急性期				
	回復期				
	慢性期				

□：自主的な取り組み前の病棟　　■：取り組み後の病棟

出典：「地域医療構想策定ガイドライン」（地域医療構想策定ガイドライン等に関する検討会　平成27年3月）

第13章　医療機関に求められる医療制度改革への対応

13-2
地域医療連携への取り組み
質が高く効率的な医療提供は地域医療連携の推進から

国が推進している医療提供体制の改革における重要な骨子として、質が高く効率的な医療の提供が挙げられます。これは診療報酬改定でも中心的な位置づけとなっていますが、この方針を実現するための方策が地域医療連携です。

▶▶ 競争・競合の時代から連携の時代へ

地域医療連携は、2次医療圏内にある各医療機関が、それぞれの機能を明確化し、患者の状態に応じて連携をとっていくということです。これを実施することで、各医療機関は機能の絞り込みによって、その機能が向上し、質の向上が図れる一方、診療圏内において重複する医療資源の投資を防ぐことができ、医療コストが軽減されます。

少し前までは、日本国内のMRI、CTの保有台数は欧米の数倍といわれていました。これは、2次医療圏内での医療機関同士の競争で、「隣の病院が128列を入れたから、うちは256列を」などといった経営者の見栄（？）のようなものが働いていた時代の産物です。現代は少子高齢化の影響を受けてそのような余裕がなくなり、競争・競合の時代から連携の時代に移行してきています。

▶▶ 地域医療連携は医療計画によって策定、改定は5年ごとから6年ごとへ

医療連携体制は、各都道府県が5年に1回策定する医療計画に盛り込まれ、そこには二次医療圏ごとに、提供する診療機能の内容と医療機関の名前が記載されています。医療計画を見ることによって、地域住民は、自身の疾病に関してどの医療機関でどのような診療を受けることができるかを知る仕組みとなっています。なお地域医療計画は2018年の医療・介護の同時改定（W改定）のときに策定され、以降、同時改定（W改定）と同じタイミングで見直されるよう6年ごとの策定に改められています。

▶▶ 医療機関にとって地域医療連携は生命線

医療機関にとって地域医療連携は、下記のように大変重要です。

- ・ すべての医療機関に対応が求められている
- ・ 都市部の病院ではこれがないと生きていけない
- ・ 急性期医療は地域包括ケアシステムの後方支援機能も……地域へつないでいくということが大切
- ・ 医師どうしの信頼関係の構築……情報交換の実施
- ・ 医療と介護の連携構築も重要

医療計画の内容

1. 医療計画の基本的な考え方

　医療計画作成の趣旨、基本理念、医療計画の位置づけ、期間等、医療計画を作成するに当たって、都道府県における基本的な考え方を記載する。

2. 地域の現状

　医療計画の前提条件となる地域の現状について記載する。（以下略）

3. 5疾病・5事業及び在宅医療のそれぞれにかかる医療連携体制

　5疾病[※1]・5事業[※2]及び在宅医療のそれぞれについて、以下の内容を患者や住民にわかりやすいように記載する。
　　（1）患者動向や、医療資源・連携等の医療提供体制について把握した現状
　　（2）必要となる医療機能
　　（3）課題、数値目標、数値目標を達成するために必要な施策
　　（4）原則として、各医療機能を担う医療機関等の名称　　　　以下略

※1　5疾病：がん、脳卒中、急性心筋梗塞、糖尿病、精神疾患
※2　5事業：救急医療、災害時における医療、へき地の医療、周産期医療、小児医療
出典：「医療計画について」（医政発0330第28号　平成24年3月30日）別紙「医療計画作成指針」より抜粋

13-3
地域包括ケアシステムへの取り組み
地域医療構想実現のためには地域包括ケアシステム構築が不可欠

地域医療構想の実現は、地域包括ケアシステムの実現なくしてはあり得ないといえます。既述したように地域医療構想は、機能を明確化し、効率を上げ、病床数をあるべく姿にしていくことです。その際に、2025年時点で、現在であれば入院対象となる方々が30万人前後、介護・居住系施設で暮らすことが求められています。その方々を受け入れるための仕組みが地域包括ケアシステムということになります。

▶▶ 住み慣れた地域での生活を継続できる体制

次ページの図は、**地域包括ケアシステム**の捉え方を示しています。地域包括ケアシステムとは、「住居の種別にかかわらず、おおむね30分以内（日常生活圏域、中学校区）に生活上の安全・安心・健康を確保するための多様なサービスを、24時間365日を通じて利用しながら、病院等に依存せずに住み慣れた地域での生活を継続できる体制」をいいます。

病院側に求められているのは、病院の機能をより明確化し、病床の機能分化・連携を進めることです。ただし、地域によって違いがありますので、地域ごとに病院のあり方を見直す必要があります。地域包括ケアシステムの構築のために、入院施設をもつ医療機関は、患者を自宅・居住系施設に帰していくことが必須となります。

▶▶ 開業医が地域包括ケアシステムの担い手

地域包括ケアシステムを構築するためには、地域住民の主治医である開業医に、その中心を担うことが求められています。24時間365日の対応など解決すべき課題はありますが、地域包括ケアシステムの医療・介護を担う開業医への期待は大きなものがあり、かかりつけ医制度の構築も急がれているところです。

▶▶ 地域包括ケアシステム実現のための要件

- ・今後の社会情勢をみるとこのシステムがないと地域が崩壊する!?
- ・かかりつけ医制度の伸展（開業医への期待）
- ・病院は地域のバックベッドの役割……断らない医療の実現
- ・病院における在宅を意識した入院医療
- ・訪問看護など、定期巡回型サービスの充実が必須

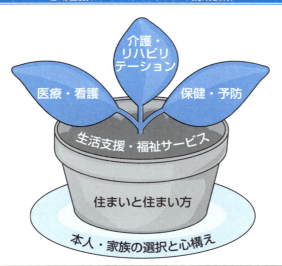

地域包括ケアシステムの5つの構成要素

地域包括ケアシステムの5つの構成要素（住まい・医療・介護・予防・生活支援）をより詳しく、またこれらの要素が互いに連携しながら有機的な関係を担っていることを図示したものです。地域における生活の基盤となる「住まい」「生活支援」をそれぞれ、植木鉢、土と捉え、専門的なサービスである「医療」「介護」「予防」を植物と捉えています。
植木鉢・土のないところに植物を植えても育たないのと同様に、地域包括ケアシステムでは、高齢者のプライバシーと尊厳が十分に守られた「住まい」が提供され、その住まいにおいて安定した日常生活を送るための「生活支援・福祉サービス」があることが基本的な要素となります。そのような養分を含んだ土があればこそ初めて、専門職による「医療・看護」「介護・リハビリテーション」「保健・予防」が効果的な役目を果たすものと考えられます。

出典：「地域包括ケアシステムの構築における今後の検討のための論点」（平成25年3月地域包括ケア研究会報告）

13-4
入退院支援強化への取り組み
住み慣れた地域で継続して生活できるよう支援

地域包括ケアシステムの構築は大きなテーマですが、その実現に向けては、入院施設にいる患者が、最終的に自宅または施設に復帰することが、大変重要となります。

▶▶ 入院前からの支援を評価

入院を予定している患者が入院生活や入院後にどのような治療過程を経るのかをイメージし、安心して入院医療を受けられるよう、入院中に行われる治療の説明、入院生活に関するオリエンテーション、服薬中の薬の確認、褥瘡・栄養スクリーニングなどを、入院前の外来において実施し、支援を行った場合に**入院時支援加算**が算定されます。2020年の改定では、入院前からの患者支援を実施することにより、円滑な入院医療の提供や病棟負担の軽減などを推進するため、関係する職種と連携して入院前からの支援を十分に行い、入院後の管理に適切につなげた場合についてさらに評価する内容となっています。

▶▶ 入退院支援の重要性を鑑み特別の関係先とも報酬算定可

入退院時支援の重要性を示す診療報酬改定が2018年に行われました。

入退院時の連携を評価した報酬（退院時共同指導料1及び2など）のうち、従来であれば認められなかった入院医療機関が、連携先の医療機関と「特別の関係」にあたる場合も算定可能となるように見直されました。

▶▶ 質の高い入退院時支援をするために

病気になり入院しても、住み慣れた地域で継続して生活できるよう、また、入院前から関係者との連携を推進するために、入院前からの支援の強化や退院時の地域の関係者との連携を推進するなど、切れ目のない支援を推進できる医療機関が高い評価を得ています。

・在宅復帰機能がない病院は生き残れない

・病院にいる医療職の在宅への理解が重要……入院前に退院後を考える

・入退院支援部門の強化……地域とのコミュニケーション窓口

・訪問系サービスのさらなる充実

・患者の立場に立った入退院支援……地域包括ケアシステム内に向けて

・早期の入退院支援を評価

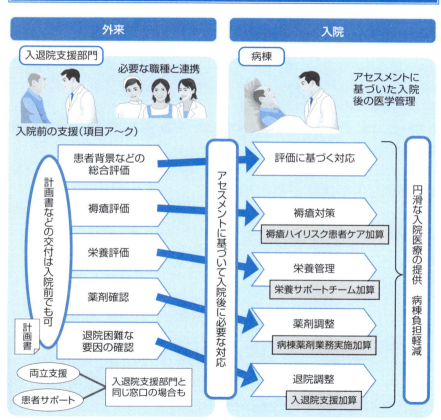

入院前からの支援をさらに強化したイメージ

出典:中央社会保険医療協議会 総会(第437回)資料(令和元年11月29日)

認知症患者急増への取り組み
認知症の人数が、2025年には約700万人に

　高齢者の4人に1人が認知症の人またはその予備軍といわれています。高齢化の進展に伴い、認知症の人はさらに増加していきます。2012年に462万人（約7人に1人）であった認知症の人の数が、2025年には約700万人（約5人に1人）に達するといわれています。

▶▶ 認知症施策推進大綱（概要）

　認知症の人を単に支えられる側と考えるのではなく、認知症の人が認知症とともによりよく生きていくことができるような環境整備が必要とされ、医療機関の真剣な取り組みが期待されています。

　2019年6月18日に認知症施策推進関係閣僚会議で取りまとめられた**「認知症施策推進大綱」**の概要をまとめます。

基本的考え方

　認知症の発症を遅らせ、認知症になっても希望を持って日常生活を過ごせる社会を目指し、認知症の人や家族の視点を重視しながら「共生」＊と「予防」＊を車の両輪として施策を推進。

コンセプト

・認知症は誰もがなり得るものであり、家族や身近な人が認知症になることなども含め、多くの人にとって身近なものとなっている。

・生活上の困難が生じた場合でも、重症化を予防しつつ、周囲や地域の理解と協力の下、本人が希望を持って前を向き、力を活かしていくことで極力それを減らし、住み慣れた地域の中で尊厳が守られ、自分らしく暮らし続けることができる社会を目指す。

・運動不足の改善、糖尿病や高血圧症などの生活習慣病の予防、社会参加による

＊**共生**：認知症の人が、尊厳と希望を持って認知症とともに生きる、また、認知症があってもなくても同じ社会でともに生きるという意味。
＊**予防**：「認知症にならない」という意味ではなく、「認知症になるのを遅らせる」「認知症になっても進行を緩やかにする」という意味。

社会的孤立の解消や役割の保持などが、認知症の発症を遅らせることができる可能性が示唆されていることを踏まえ、予防に関するエビデンスを収集・普及し、正しい理解に基づき、予防を含めた認知症への「備え」としての取り組みを促す。結果として70歳代での発症を10年間で1歳遅らせることを目指す。

また、認知症の発症や進行の仕組みの解明や予防法・診断法・治療法などの研究開発を進める。

具体的な施策の5つの柱

①普及啓発・本人発信支援

②予防

③医療・ケア・介護サービス・介護者への支援

④認知症バリアフリーの推進・若年性認知症の人への支援・社会参加支援

⑤研究開発・産業促進・国際展開・薬剤治験に即応できるコホートの構築など

▶▶ 認知症への対応が急がれる

認知症患者の増大は、高速道路の逆走や歩道に乗り入れるなどテレビでも報道されているように社会不安の増大につながりかねません。医療機関を中心とした早期の対応が求められるところです。

・今後爆発的に増加

・医療機関での初期対応が重要……できる限り早い段階 からの支援

・医療・介護従事者 の対応力向上

・地域における医療・介護などの連携医療機関の充実

・かかりつけ医による日常的な管理+認知症サポート医による指導・助言

2020年診療報酬改定において、医療従事者の負担軽減、医師などの働き方改革の推進は【重点課題】として一番に取り上げられました。以下に改定の基本的視点と具体的方向性を示します。

▶▶ 基本的視点

・2040年の医療提供体制の展望を見据え、地域医療構想の実現に向けた取り組み、実効性のある医師偏在対策、医師・医療従事者の働き方改革を推進し、総合的な医療提供体制改革を実施していくことが求められている。

・医師などの働き方改革に関しては2024（令和6）年4月から、医師について時間外労働の上限規制が適用される予定であり、各医療機関は自らの状況を適切に分析し、労働時間短縮に計画的に取り組むことが必要となる。

・診療報酬においてはこれまで、タスク・シェアリング／タスク・シフティングやチーム医療の推進など、医療機関における勤務環境改善に資する取り組みを評価してきた。時間外労働の上限規制の適用が開始される2024年4月を見据え今後、総合的な医療提供体制改革の進展の状況、医療の安全や地域医療の確保、患者や保険者の視点などを踏まえながら、適切な評価の在り方について検討する必要がある。

具体的方向性の例

・医師などの長時間労働などの厳しい勤務環境を改善する取り組みの評価
・地域医療の確保を図る観点から、早急に対応が必要な救急医療体制などの評価
・業務の効率化に資するICTの利活用の推進

▶▶ 2040年、介護職は現状の1.5倍の人員が必要

少子化による労働力不足は日本全体の大きな課題ですが、ヒトという経営資源に頼る部分が多い医療界は特に深刻な課題といえます。下図は2040年の医療福

祉分野における就業者見通しですが、全体でおよそ2割増、介護分野ではおよそ1.5倍の数が必要となっており、雇用確保のための勤務環境改善が重要な経営課題であることがわかります。

▶▶ 働き方改革への対応策

- ・今後、患者減よりも職員減のほうが深刻!?
- ・職員（人財）の質は自院の強み
- ・質の高い医療には明確な理念が必要……優秀な職員養成→地域からの支持
- ・医師は重要な職員……医師といえども職員教育は必要
- ・中間管理職の重要性……管理職育成
- ・チーム医療の推進
- ・職員に選ばれる医療機関へ
- ・ワークシェアリング／タスク・シフティングは今後の日本の大きなテーマ

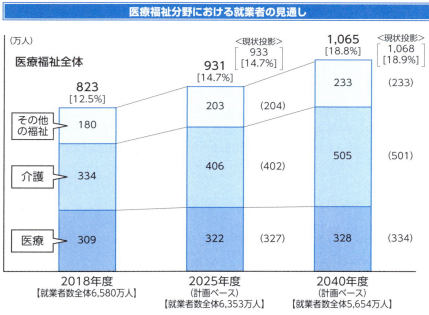

医療福祉分野における就業者の見通し

（万人）

医療福祉全体

	2018年度	2025年度	2040年度
	823 [12.5%]	931 [14.7%]	1,065 [18.8%]
〈現状投影〉		933 [14.7%]	1,068 [18.9%]
その他の福祉	180	203 (204)	233 (233)
介護	334	406 (402)	505 (501)
医療	309	322 (327)	328 (334)

2018年度【就業者数全体6,580万人】
2025年度（計画ベース）【就業者数全体6,353万人】
2040年度（計画ベース）【就業者数全体5,654万人】

出典:第112回社会保障審議会医療保険部会 資料（平成30年5月25日）

第13章まとめ

● 今後の医療機関にとって、「病床の機能を明確化し、強化して連携すること」の実践は必須事項です。その方針を進めていくことが、地域医療の質の向上と地域住民の健康を守ることにつながります。

● 地域医療連携は、2次医療圏内にある各医療機関が、それぞれの機能を明確化し、患者の状態に応じて連携をとっていく内容です。これを実施することにより、求められている質が高く効率的な医療の実現が図れます。

● 地域医療構想の中で、2025年時点で現在であれば入院対象となる方々が30万人前後、介護・居住系施設で暮らすことが求められています。その方々を受け入れるための仕組みが地域包括ケアシステムということになります。

● 病気になり入院しても、住み慣れた地域で継続して生活できるよう、入院前からの支援の強化や退院時の地域の関係者との連携を推進するなど、切れ目のない支援を推進できる医療機関が高い評価を得ています。

● 高齢化の進展に伴い、2012年に462万人（約7人に1人）であった認知症の人の数が、2025年には約700万人（約5人に1人）に達するといわれています。医療機関を中心とした早期の対応が求められるところです。

● 少子化による労働力不足は日本全体の大きな課題ですが、ヒトという経営資源に頼る部分が多い医療界は特に深刻な課題といえます。2040年、介護分野ではおよそ1.5倍の人数が必要とされ、雇用確保のための勤務環境改善が重要な経営課題であることがわかります。

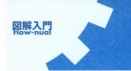

索 引
I N D E X

著者紹介

伊藤　哲雄（いとう　てつお）監修・第1章、第12章、第13章担当

医療総研株式会社　代表取締役社長

1953年生まれ。横浜国立大学経営学部卒業後、商社勤務を経て、1996年医療総研株式会社に入社。2009年、代表取締役社長に就任。中小企業診断士・認定登録医業経営コンサルタントとして、複数の病院の経営改善コンサルティングを行う傍ら、多数の講演会、研修などを実施。著書に『医業経営者のための介護経営マニュアル』（共著、日本医療企画）、『最新医業経営Q&A』（共著、日本医業経営コンサルタント協会）、『医業経営コンサルティングマニュアル Ⅰ：経営診断業務編①、Ⅱ：経営診断業務編②、Ⅲ：経営戦略支援業務編』（共著、日本医業経営コンサルタント協会）などがある。また現在、川崎医療福祉大学大学院客員教授として教鞭をとっている。

森田　仁計（もりた　よしかず）第2〜10章担当

医療総研株式会社　部長

1982年、埼玉県生まれ。法政大学工学部卒業後、株式会社三菱化学ビーシーエル（現LSIメディエンス）に入社し、現場営業から開発・企画業務まで携わる。2015年、医療総研株式会社に入社し、認定登録医業経営コンサルタントとして、医療機関の経営改善や人事制度構築などの運営改善業務に従事。著書に『医業経営コンサルティングマニュアル Ⅰ：経営診断業務編①、Ⅱ：経営診断業務編②、Ⅲ：経営戦略支援業務編』（共著、日本医業経営コンサルタント協会）などがある。

小野田　昭弘（おのだ　あきひろ）第11章担当

医療総研株式会社　コンサルティング事業部主任研究員

1955年、岡山県生まれ。株式会社日立製作所にて、情報システム、衛星通信システムに関する営業、マーケティング、システム構築などの業務に携わる。2005年、医療総研株式会社に入社し、認定登録医業経営コンサルタントとして、医療機関の経営改善や人事制度構築などの業務に従事。また、国土交通省の自動車事故被害者救済対策事業に関する業務を長年担当。著書に『医業経営コンサルティングマニュアル Ⅰ：経営診断業務編①、Ⅱ：経営診断業務編②、Ⅲ：経営戦略支援業務編』（共著、日本医業経営コンサルタント協会）などがある。

図解入門ビジネス

最新 医療費の仕組みと基本が
よ〜くわかる本［第3版］

| 発行日 | 2020年 5月 1日 | 第1版第1刷 |

編　著　　伊藤　哲雄／森田　仁計

発行者　　斉藤　和邦
発行所　　株式会社　秀和システム
　　　　　〒135-0016
　　　　　東京都江東区東陽2-4-2　新宮ビル2F
　　　　　Tel 03-6264-3105（販売）　　Fax 03-6264-3094
印刷所　　三松堂印刷株式会社　　　　　Printed in Japan

ISBN978-4-7980-6024-8 C0036